现代内科诊疗与护理

张海霞　刘　瑛　著

汕頭大學出版社

图书在版编目（CIP）数据

现代内科诊疗与护理 / 张海霞, 刘瑛著. —— 汕头：
汕头大学出版社, 2019.9

ISBN 978-7-5658-3038-9

Ⅰ. ①现… Ⅱ. ①张… ②刘… Ⅲ. ①内科—疾病—
诊疗②内科—疾病—护理 Ⅳ. ①R5②R473.5

中国版本图书馆CIP数据核字(2018)第302608号

现代内科诊疗与护理
XIANDAI NEIKE ZHENLIAO YU HULI

著　者：张海霞　刘　瑛
责任编辑：汪小珍
责任技编：黄东生
封面设计：李　明
出版发行：汕头大学出版社
　　　　　广东省汕头市大学路 243 号汕头大学校园内 邮政编码：515063
电　话：0754-82904613
印　刷：朗翔印刷（天津）有限公司
开　本：710mm×1000mm　1/16
印　张：7
字　数：145 千字
版　次：2019年9月第1版
印　次：2019年9月第1次印刷
定　价：78.00 元
ISBN 978-7-5658-3038-9

前　言
preface

　　随着医学基础理论的不断发展，辅助诊断技术的日益增多，治疗方案和药物选择的余地也就愈来愈广。然而，医师在临床工作中的首要任务，就是以最适应特定病例、特点情况的原则，在短时间内就诊断和治疗做出最佳决策，这些对临床医师的工作提出了新的、更高的要求。本书系统地总结了内科常见疾病的诊疗方案，并强调对疾病的整体护理，旨在帮助基层医务工作者，特别是内科主治医师及时诊断和规范化治疗疾病，以更大程度解除病人的痛苦及挽救患者生命。

　　编写本书的作者是长期工作在临床一线，有丰富工作经验，熟练掌握本专业技术的内科医师。本书以科学性、指导性、实用性为宗旨，对内科常见疾病的最新诊断标准和治疗方案进行归纳，目的在于为内科医师提供一本既具有临床实用价值，又能反映当今内科诊疗水平的工具书。本书主要包括以下内容：免疫系统疾病神经内科常见症状、体征护理、神经系统疾病的专科护理和神经内科常见疾病的护理。

　　本书在构思和编写过程中，参阅了众多医学著作和文献，力求在继承的基础上创新和发展。但由于篇幅有限，时间紧迫，难免在编写过程中出现疏漏，甚至错误之处，诚恳期望广大同仁和读者批评指正，以便修订时改进。

作　者

2018年9月

目 录
contents

第一章

免疫系统疾病

第一节　过敏性紫癜

过敏性紫癜又称亨-舒综合征（HSP），是儿童时期最常见的以小血管炎为主要病变的系统性血管炎。临床表现为血小板不减少性皮肤紫癜，常伴关节肿痛、腹痛、便血、血尿和蛋白尿。多发生于学龄前期及学龄期儿童，男孩多于女孩，一年四季均可发病，以春秋季发病较多。

一、病因和发病机制

病因尚未明确。但大多数患儿发病前有上呼吸道感染史，多数报告认为感染是HSP的诱因，尤其是链球菌感染史报道更多，但尚无直接证据证实两者的关系。其他感染如病毒（如水痘病毒、风疹病毒、麻疹病毒、乙肝病毒或微小病毒B_{19}等）、支原体、幽门螺杆菌和空肠弯曲菌等与HSP有关，但同样无直接证据证实它们之间的关系。其他诱发因素如食物过敏（蛋类、乳类、豆类等）、药物（阿司匹林、抗生素等）、虫咬、疫苗接种、麻醉和恶性病变等均曾提及，但无确切证据。家族聚集发病也有报道，同胞可同时或先后发病，有一定的遗传倾向。

近年发现该病存在广泛的免疫学异常。血清IgA含量升高，循环免疫复合物尤以IgA循环免疫复合物亦明显增高。皮肤、肠道和肾小球血管壁有IgA、补体C_3、纤维蛋白沉积。以上免疫学改变提示本病可能系IgA免疫复合物疾病。

二、临床表现

一般急性起病，大多以皮肤紫癜为首发症状。部分病例以腹痛、关节炎或肾脏症状首先出现，起病前1~3周常有上呼吸道感染史。

（一）皮肤症状

病程中反复出现皮肤紫癜为本病特征。皮疹大小、形态不一，初起呈紫红色斑丘疹，渐成为出血性，高出皮面，压之不褪色，数日后转为紫色，继而呈棕褐色而消退。有时可融合或中心呈出血性坏死。皮疹多见于四肢、臀部，尤以下肢伸面及膝、踝关节附近最多，呈对称分布，分批出现。一般在4~6周后消退，部分病例间隔数周、数月后又复发。除紫癜性皮疹外，常同时合并荨麻疹及头皮、手背或足背出现血管神经性水肿，为本病皮肤症状的又一特点。

（二）胃肠道症状

约见于2/3病例。由血管炎引起的肠壁水肿、出血、坏死或穿孔是产生肠道症状及严重并发症的主要原因。一般以阵发性剧烈腹痛为主，常位于脐周或下腹部，可伴呕吐，但呕血少见。约1/3病例出现轻重不等的便血，少数患者可并发肠套叠、肠梗阻甚至肠穿孔。

（三）关节症状

约1/3病例可出现关节肿痛，活动受限。膝和踝关节最易受累，肘及腕关节亦易受累。关节腔内有浆液性渗出，但一般无出血，可在数日内消失，不留后遗症。

（四）肾脏症状

30%～60%病例可出现肾脏症状，在HSP病程中（多数在6个月内），出现血尿和（或）蛋白尿，称为紫癜性肾炎。肾脏症状表现轻重不一，与肾外症状的严重度无一致性关系。可仅为无症状性血尿（镜下或肉眼血尿）和（或）蛋白尿，亦可表现为肾炎综合征（水肿、少尿、高血压及尿常规改变）或肾病综合征，少数患儿呈急进性肾小球肾炎表现，出现高血压、肾衰竭等。中华医学会儿科学分会肾脏病学组将其临床分型概括为六种：

（1）孤立性血尿或孤立性蛋白尿。

（2）血尿和蛋白尿。

（3）急性肾炎型。

（4）肾病综合征型。

（5）急进性肾炎型。

（6）慢性肾炎型。

（五）其他症状

偶有中枢神经系统（惊厥和昏迷）表现，呼吸系统（喉头水肿、哮喘）、循环系统（心肌炎、心包炎）症状以及睾丸出血、肿胀等也有报道。肺出血罕见但易致命。

以上症状可单独出现，也可几种同时存在。同时存在几种临床表现时，称为混合型。

三、实验室检查

外周血白细胞计数正常或轻度增高，中性粒细胞或嗜酸性粒细胞比例增高；除非严重出血，一般均无贫血；血小板计数及各项出血、凝血检查均正常。部分病例毛细血管脆性试验阳性。血沉正常或增快。血中狼疮细胞、类风湿因子、抗核抗体均阴性。血清IgA升高，而IgG、IgM、补体含量正常。有消化道症状者，大便潜血多阳性；有肾损害者，尿常规可见蛋白质、红细胞、管型，伴肾功能不全时可有不同程度的氮质血症。由于肾损害可发生于病程不同时期，故应反复进行尿液检查。

四、诊断和鉴别诊断

根据典型皮肤紫癜，结合关节、胃肠道或肾脏症状，以及实验室检查血小板计数及出血、凝血试验正常，即可确诊。但有时仅出现单一症状或皮肤紫癜出现在其他症状之后时，容易误诊为其他疾病，需与特发性血小板减少性紫癜、风湿性关节炎、其他肾脏疾病和外科急腹症等相鉴别。腹部超声检查有利于早期诊断肠套叠；头颅MRI对有中枢神经系统症状患儿可予确诊；肾脏症状较重和迁延者可行肾穿刺以了解病情，给予相应治疗。

五、治疗

目前尚无特效疗法，一般以对症及支持疗法为主。应注意探寻病因，尽可能予以清除。病程迁延或多次复发者，尤应注意查找诱发因素。

（一）一般治疗

急性期应卧床休息，避免与可疑的致敏原接触。于链球菌感染后发病者，应积极控制感染和清除病灶。补充维生素C和维生素P。

（二）肾上腺皮质激素及免疫抑制疗法

肾上腺皮质激素可以缓解严重血管神经性水肿、关节肿痛及肠绞痛，并可减轻肠壁水肿而减少并发症。但肾上腺皮质激素对肾损伤的预防尚有争议。有人认为肾上腺皮质激素对皮肤紫癜及肾损害无效，并不能改变肾脏受累的发病率以及病程或结局，但最近也有文献认为早期应用肾上腺皮质激素能够降低肾损害的发生率。每日口服泼尼松1～2mg/kg或静脉滴注氢化可的松5～10mg/kg，症状缓解后即可逐渐减量停药；也可用甲泼尼龙每日5～10mg/kg，静脉滴注。免疫抑制剂如环磷酰胺、硫唑嘌呤可单独应用或与肾上腺皮质激素联合应用于重症肾炎或肾病综合征患儿。

（三）阻止血小板聚集和血栓形成的药物

阿司匹林每日3～5mg/kg，或每日25～50mg，每日服用1次；双嘧达莫每日3～5mg/kg，分次服用。

（四）对症治疗

发热、关节肿痛可给予解热镇痛剂。消化道少量出血时应限制饮食，给予易消化食物；大量出血时需禁食，可静脉滴注西咪替丁，每日20～40mg/kg，必要时输血。对皮疹、血管神经性水肿、腹痛等症状应用抗组胺药物及钙剂治疗。表现肾脏症状者应按肾炎或肾病综合征治疗。

（五）其他治疗

钙通道拮抗剂如硝苯地平，每日0.5～1.0mg/kg，分次服用；非甾体类抗炎药如吲哚美辛，每日2～3mg/kg，分次服用，均有利于血管炎的恢复。

六、预后

本病为自限性疾病，预后一般良好。除少数重症患儿可死于肠出血、肠套叠、肠坏死或神经系统损害外，大多痊愈。病程一般1～2周至1～2个月，少数可长达数月或1年以上。肾脏病变常较迁延，可持续数月或数年，少数病例（1%）发展为持续性肾脏疾病，极个别病例（0.1%）发生肾功能不全。

第二节 川崎病

川崎病（KD）又称皮肤黏膜淋巴结综合征（MCLS），是一种以全身性中、小动脉炎性病变为主要病理改变的急性热性发疹性疾病，其临床特点为发热伴皮疹，指、趾红肿和脱屑，口腔黏膜和眼结膜充血及颈淋巴结肿大，其最严重危害是冠状动脉损害，它是儿童期后天性心脏病的主要病因之一。本病于1967年由日本川崎富作首次报告，目前世界各国均有发病，以亚裔人群发病率为高。发病年龄以5岁以内尤其婴幼儿为主，男孩多见，四季均可发病。

一、病因

病因不明，流行病学资料支持其病因可能为感染所致，曾提出溶血性链球菌、葡萄球菌、支原体和病毒（尤其是反转录病毒）感染为其病因，但反复病原学检查均未能证实。

二、临床表现

（一）主要表现

1.发热

常为不规则热或弛张热，可高达40℃以上，一般持续1~3周。高热时可有烦躁不安或嗜睡。

2.球结合膜充血

多于起病3~4天出现，双眼球结合膜血管明显充血，无脓性分泌物，热退时消散。

3.唇及口腔表现

唇充血皲裂，舌乳头突起、充血，似杨梅舌。口腔及咽黏膜弥漫性充血，呈鲜牛肉色。

4.多形性红斑或猩红热样皮疹

以躯干最多，常在第1周出现，偶有痛痒，不发生疱疹或结痂。肛周皮肤发红、脱皮。有的婴儿原卡介苗接种处重新出现红斑、疱疹或结痂。

5.手足症状

急性期手足硬性水肿和掌跖红斑，恢复期在指（趾）末端沿指（趾）甲与皮肤交界处出现膜样脱皮，这一症状为本病较特征性的表现。指（趾）甲有横沟。

6.颈淋巴结肿大

单侧或双侧颈淋巴结肿大，坚硬有触痛，表面不红，无化脓。病初出现，热退时消散。有时亦伴枕后、耳后淋巴结肿大。

（二）心脏表现

于病程的第1～6周可出现心肌炎、心包炎、心内膜炎、心律失常。心电图可示低电压、P-R或Q-T间期延长、ST-T改变等；伴冠状动脉病变者，可呈心肌缺血甚至心肌梗死改变。冠状动脉造影或二维超声心动图可发现30%～50%病例伴冠状动脉扩张，其中约15%～20%病例发展为冠状动脉瘤，多侵犯左冠状动脉。冠状动脉损害多发生于病程第2～4周，但也可见于疾病恢复期。心肌梗死和冠状动脉瘤破裂可致心源性休克甚至猝死。

（三）其他

可有间质性肺炎、无菌性脑膜炎、消化系统症状（腹痛、呕吐、腹泻、麻痹性肠梗阻、肝肿大、黄疸等）和关节肿痛以及视力障碍等。

三、辅助检查

（一）血液学检查

周围血白细胞增高，以中性粒细胞为主，伴核左移。轻度贫血，血小板早期正常，第2～3周增多。血沉增快、C-反应蛋白、ALT和AST升高。

（二）免疫学检查

血清IgG、IgM、IgA、IgE和血循环免疫复合物升高。Th2类细胞因子如IL-6明显增高，血清总补体和C3正常或增高。

（三）心电图

早期示窦性心动过速，非特异性ST-T变化；心包炎时可有广泛ST段抬高和低电压；心肌梗死时相应导联有ST段明显抬高、T波倒置及异常Q波。

（四）X线胸部平片

可示肺部纹理增多、模糊或有片状阴影，心影可扩大。

（五）超声心动图

急性期可见心包积液，左室内径增大，二尖瓣、主动脉瓣或三尖瓣反流；可有冠状动脉异常，如冠状动脉扩张（直径>3mm，≤4mm为轻度；4～7mm为中度）、冠状动脉瘤（≥8mm）和冠状动脉狭窄。

（六）冠状动脉造影

超声波检查有多发性冠状动脉瘤，或心电图有心肌缺血表现者，应进行冠状动脉造影，以观察冠状动脉病变程度，指导治疗。

四、诊断及鉴别诊断

（一）诊断标准

发热5天以上，伴下列5项临床表现中4项者，排除其他疾病后，即可诊断为川崎病：

（1）四肢变化：急性期掌跖红斑、手足硬性水肿，恢复期指（趾）端膜状脱皮。

（2）多形性红斑。

（3）眼结合膜充血。

（4）口唇充血皲裂，口腔黏膜弥漫充血，舌乳头呈杨梅舌。

（5）颈部淋巴结肿大。

如上述5项临床表现中不足4项，但超声心动图有冠状动脉损害，亦可确诊为川崎病。

（二）鉴别诊断

本病需与感染性疾病如猩红热、败血症、化脓性淋巴结炎及其他免疫性疾病如幼年特发性关节炎、系统性红斑狼疮、渗出性多形性红斑等相鉴别。

五、治疗

（一）阿司匹林

每日30～50mg/kg，分2～3次服用，热退后3天逐渐减量，约2周左右减至每日3～5mg/kg，维持6～8周。如有冠状动脉病变时，应延长用药时间，直至冠状动脉恢复正常。

（二）静脉注射丙种球蛋白（IVIG）

早期（发病10天以内）静脉注射丙种球蛋白每日400mg/kg，共5天，可减少冠状动脉病变发生率，缩短发热时间；或1～2g/kg，一次大剂量滴入的效果更好。应同时合并应用阿司匹林，剂量和疗程同上。部分患儿对IVIG效果不好，可重复使用1～2次。

（三）肾上腺皮质激素

因可促进血栓形成，易发生冠状动脉瘤和影响冠状动脉病变修复，故不宜单独应用。IVIG治疗无效的患儿可考虑使用糖皮质激素，亦可与阿司匹林和双嘧达莫合并应用。剂量为泼尼松每日1～2mg/kg，清晨顿服，用药2～4周。

（四）其他治疗

1.抗血小板聚集

除阿司匹林外，加用双嘧达莫，每日3～5mg/kg。

2.对症治疗

根据病情给予对症及支持治疗，如补充液体、保护肝脏、控制心力衰竭、纠正心律失常等，有心肌梗死时应及时进行溶栓治疗。

3.心脏手术

严重冠状动脉病变宜行外科手术，如冠状动脉搭桥术等。

六、预后

本病系自限性疾病，多数预后良好，约1%～2%的病例可有1次或多次复发。有冠状动脉病变者，多数于1年内超声心动图恢复正常，但约1%～2%可死于心肌梗死或动脉瘤破裂，个别病例在临床症状消失数年后猝死。无冠状动脉病变患儿于出院后1个月、3个月、半年及1年进行一次全面检查（包括体格检查、ECG和超声心动图等）。

第三节　风湿热

风湿热是一种与A组乙型溶血性链球菌感染有关的有反复发作倾向的累及多系统的免疫性炎性疾病。主要表现为心肌炎、游走性关节炎、舞蹈病、环形红斑和皮下小结。心肌炎是最严重的表现，急性期可危及患儿生命，反复发作可致永久性心脏瓣膜病变，影响日后劳动力。本病学龄期儿童多见，3岁以下罕见；无性别差异，冬春季节多见。

一、病因与发病机制

风湿热与A组乙型溶血性链球菌感染后的两种免疫反应相关：

（一）变态反应

有些抗链球菌的抗体可与人的某些组织发生交叉反应，导致Ⅱ型变态反应性组织损伤，还可因链球菌菌体成分及其产物与相应抗体作用形成的免疫复合物沉积于关节、心肌、心瓣膜导致Ⅲ型变态反应性组织损伤。

（二）自身免疫反应

风湿性心脏病患儿可出现抗心肌抗体，损伤心肌组织发生心肌炎。此外，A组链球菌还可产生多种外毒素和胞外酶，对人体心肌、关节有毒性作用。常在感染后1～3周发病。

二、病理

风湿热的基本病理变化是全身结缔组织的炎性病变和具有特征的"风湿小体"。各器官均可受累，但以心脏、关节、血管浆膜等处的改变最明显。病理过程可分为三期，各期改变可同时存在：

（一）渗出期

结缔组织渗出性炎性反应，基质水肿，伴淋巴细胞和浆细胞浸润，主要累及心脏（包括心肌、心瓣膜和心包）、关节（包括滑膜和关节周围组织）和皮肤。持续2～4周。

（二）增生期

出现本病特征性的风湿性肉芽肿或风湿小体（Aschoff小体），位于血管周围的局灶性胶原纤维素样坏死物质中，外周有淋巴细胞、浆细胞和巨大的多核细胞（风湿细胞）浸润。病变主要好发于心肌和心内膜。此期持续约3～4个月。

（三）硬化期

风湿小体中央变性和坏死物质被吸收，炎性细胞减少，纤维组织增生和瘢痕形成，心瓣膜增厚变形。此期改变历时2～3个月。

此外，大脑皮质、小脑、基底核可见散在非特异性细胞变性和小血管透明变性。

三、临床表现

发病前1～3周，患儿常有咽炎、扁桃体炎、脓疱疮、猩红热等病史。多数起病较急，心肌炎及舞蹈病初发时多呈慢性过程。如不治疗，发作活动期一般不超过6个月；如不进行预防，可以反复发作。年龄越小，心脏受累的机会越多，关节炎多见于年长儿。

（一）一般表现

急性期一般都有轻度至中度发热，热型不规则，1～2周后转为低热。患儿有疲倦、食纳不佳、面色苍白、多汗、鼻出血和腹痛等症状。

（二）关节炎

见于75%的初次发作患儿，以游走性和多发性为特点，主要侵犯四肢大关节，表现为关节红、肿、热、痛，活动受限，可同时不对称侵犯数个关节。经适当治疗后关节炎可完全治愈而不留畸形，但此起彼伏，可延续3～4周。

轻症患儿仅有关节酸痛，而无局部红、肿表现。儿童风湿热伴有关节酸痛者比关节炎更多见。

（三）心肌炎

发生率占40%～50%，一般在起病1～2周内出现症状。以心肌炎及心内膜炎多见，亦可发生全心炎。轻者可无明显症状，仅心率增快和轻度心电图变化，严重者可导致心力衰竭。

1.心肌炎

心率增快，安静或入睡时亦不明显减慢且与体温升高的程度不成比例。心界扩大，心音减弱，有时可出现奔马律，心尖区可听到收缩期吹风样杂音，多因心脏扩大发生二尖瓣相对关闭不全所致，75%初发患儿主动脉瓣区可闻及舒张中期杂音。心电图示P-R间期延长，ST段下移及T波平坦或倒置，或有心律失常改变。

2.心内膜炎

心肌受累者几乎都同时存在心内膜炎，主要侵犯二尖瓣，其次是主动脉瓣。在急性期时，心尖区可听到2～3/6级吹风样全收缩期杂音，有时可伴有轻度至中度舒张中期杂音。这种杂音多由于心肌炎发生的二尖瓣相对关闭不全及狭窄所产生，一般需经半年甚至2年以上多次发作才能造成瓣膜器质性损害，导致二尖瓣关闭不全或二尖瓣狭窄，故需随访观察。超声心动图检查能更敏感地发现临床听诊无异常的隐匿性心瓣膜炎。

3.心包炎

有心包炎表现者，提示存在全心炎。典型表现有心前区疼痛，心底部听到心包摩擦音。积液量多时心前区搏动消失、心音遥远，肝大、颈静脉怒张和奇脉等。X线检查心搏动减弱或消失，心影向两侧扩大，呈烧瓶状。卧位时心腰增宽，立位时又复变窄。心电图示低电压、ST段抬高，以后ST段下降和T波平坦或倒置。超声心动图可确诊少量心包积液。

（四）舞蹈病

多见于女性，占风湿热的10%，常在其他症状出现后数周至数月发生。起病缓慢，累及锥体外系，其特征是：以四肢和面部为主的不自主、无目的的快速运动，如挤眉弄眼、伸舌耸肩、手足舞动，甚至晃头、扭腰。兴奋或注意力集中时加剧，入睡后即消失，常伴肌肉乏力和情绪不稳。病程呈自限性，轻症病例数周内症状消失，平均3个月，偶尔舞蹈样动作可持续6～12个月。舞蹈病可单独存在或与其他症状同时并存，约40%伴心肌炎，伴关节炎者罕见。

（五）皮肤病变见于5%的患儿

1.环形红斑

以环形红斑最常见，多分布于躯干和四肢屈侧，呈环形或半环形，如钱币大小，色淡红或暗红，边缘可轻度隆起，环内肤色正常。可呈一过性，不留痕迹；也可时隐时现，持续数周。

2.皮下小结

主要分布于肘、腕、膝、踝等关节伸侧的骨质隆起或肌腱附着处，呈圆形、质硬，可活动而无压痛，直径0.1～1cm。常伴有严重心肌炎。多在起病数周后才出现，经2～4周自然消失。

四、实验室检查

（一）链球菌感染证据

链球菌感染后约2周左右，抗链球菌的抗体一般均增高，持续2个月左右下降。包括血清抗链球菌溶血素O（ASO）、抗链球菌激酶、抗透明质酸酶和抗脱氧核糖核酸酶B等抗体滴度增高，这些抗体增高只能说明近期有过链球菌感染。约20%患儿，特别是舞蹈病患儿上述抗体不增高。

（二）风湿热活动指标

包括血沉增快、C-反应蛋白（CRP）阳性、α_2球蛋白增高、黏蛋白增高、贫血和白细胞计数增高伴核左移现象，但仅能反映疾病的活动情况，对诊断本病无特异性。

五、诊断

Jones诊断标准：

（一）主要表现

心脏炎、多关节炎、舞蹈病、环形红斑、皮下小结。

（二）次要表现

发热、关节痛、血沉增快、C反应蛋白阳性、P-R间期延长。

（三）链球菌感染的证据

ASO和（或）其他抗链球菌抗体阳性，咽拭培养或快速链球菌抗原试验阳性。

（四）判断标准

在确定有链球菌感染的前提下，凡具有2项主要表现，或1项主要表现和2项次要表现时，均需排除与风湿热类似的其他疾病后方能作出诊断。在确定有链球菌感染的前提下，存在以下3项之一者亦应考虑风湿热：①排除其他原因的舞蹈病；②无其他原因可解释的隐匿性心脏炎；③以往已确诊为风湿热，存在一项主要表现，或有发热和关节痛，或急性期反应物质增高，提示风湿热复发。

六、鉴别诊断

（一）与风湿性关节炎鉴别的疾病

1.幼年类风湿关节炎

多于4岁以下起病，常侵犯指（趾）小关节，关节炎无游走性特点。反复发作后遗留关节畸形，X线骨关节摄片可见关节面破坏、关节间隙变窄和邻近骨骼骨质疏松。

2.急性化脓性关节炎

为全身脓毒血症的局部表现，中毒症状重，常累及大关节，血培养阳性，多为金黄色葡萄球菌。

3.急性白血病

除发热、骨关节疼痛外，有贫血、出血倾向，肝、脾及淋巴结肿大。周围血片可见幼稚白细胞，骨髓检查可予鉴别。

4.非特异性肢痛

又名"生长痛"，其特点为"休息痛"。多发生于下肢双膝及其附近的肌肉，日间玩耍时无痛感，夜间或入睡疼痛明显，喜按摩，局部无红肿。

（二）与风湿性心肌炎鉴别的疾病

1.感染性心内膜炎

先天性心脏病或风湿性心脏病合并感染性心内膜炎时，易与风湿性心脏病伴风湿活动相混淆。贫血、脾肿大、皮肤瘀斑或其他栓塞症状有助诊断，血培养可获阳性结果，超声心动图可看到心瓣膜或心内膜有赘生物。

2.病毒性心肌炎

近年单纯风湿性心肌炎病例日渐增多，与病毒性心肌炎难以区别。通常病毒性心肌炎杂音不明显，较少发生心内膜炎，较多出现期前收缩等心律失常，实验室检查可发现病毒感染的证据。

七、治疗

（一）一般治疗

1.休息

无心肌炎的患儿卧床休息至少2周。有心肌炎表现者宜绝对卧床休息4周至急性症状完全消失、血沉接近正常后，逐渐起床活动。若伴心力衰竭，则应在心功能恢复后再卧床3～4周。

2.饮食

少量多餐，富含营养且易于消化的食物。

3.清除链球菌感染

应用大剂量的青霉素静脉滴注2周左右，以彻底清除链球菌感染。对青霉素过敏者可改用红霉素等。

（二）抗风湿热治疗

1.肾上腺皮质激素

控制症状比较迅速，故症状剧烈或病情严重，如发热、心肌炎、心力衰竭、全心炎或严重心律失常者宜采用激素治疗。泼尼松，剂量为1.5～2mg/（kg·d），最大量≤60mg/d，分3～4次口服。症状控制后逐渐减量乃至停药，总疗程为8～12周。严重心肌炎患者，可予以甲泼尼龙静脉滴注，病情好转后再改口服泼尼松。部分患儿于停药后出现低热、关节酸痛、血沉增快等风湿活动表现，一般可在2～3天内自行消失，称"反跳现象"。

2.水杨酸制剂

一般急性病例，特别是未合并心肌炎的患儿，可采用水杨酸制剂治疗，常用阿司匹林，剂量为80～100mg/（kg·d），分4次，每6小时1次，直到体温恢复正常、关节肿痛消失和实验室活动性指标正常，再减半量继续服用，然后停药。单纯关节炎者，用4～6周，有轻度心肌炎者用12周。注意副作用和中毒症状，如恶心、呕吐、胃痛甚至胃出血、头痛、眩晕、耳鸣和鼻出血等。如出现这些症状应考虑及时停药，改用激素。饭后服用或同时加用氢氧化铝可减少胃刺激症状。加用维生素K可防止凝血酶减少。

（三）心力衰竭的治疗

应用大剂量糖皮质激素的同时给予吸氧、洋地黄制剂、利尿剂、血管扩张剂、低盐饮食及限制液体入量。洋地黄剂量应为一般剂量的1/2～1/3。

（四）舞蹈病的治疗

药物疗效不佳，一般采用支持和对症疗法。可用镇静剂如苯巴比妥。伴有其他风湿症状者，仍按上述原则给予抗风湿治疗。

八、预防

增强小儿体质，防止呼吸道感染，避免寒冷潮湿。在链球菌感染流行时期预防性用药。对已受链球菌感染者应尽早给予青霉素肌注，每次40万U，每天2次，疗程不少于10天；对青霉素过敏者可应用磺胺类或红霉素类等药物治疗，及时、彻底治疗链球菌感染。

已患过风湿热的小儿为预防复发应用长效青霉素，每月肌内注射120万U，至少5年，最好持续至25岁；有风湿性心脏病者宜终身药物预防。风湿热尤其是风湿性心脏病患儿，在拔牙或行其他手术时，术前、术后应用抗生素以预防感染性心内膜炎。

九、预后

与早期诊断、彻底治疗、合理预防有关。首次发作即累及心脏者预后较差；反复多次发作累及心脏并发心力衰竭或心包炎者，预后不良。舞蹈病的预后一般良好。

第四节 原发性免疫缺陷病

免疫缺陷病（ID）是指因免疫细胞（淋巴细胞、吞噬细胞和中性粒细胞）和免疫分子（可溶性因子，如白细胞介素、补体、免疫球蛋白和细胞膜表面分子）发生缺陷引起的机体抗感染免疫功能低下的一组临床综合征。临床表现为抗感染功能低下，反复发生严重的感染，或因（同时可伴有）免疫自身稳定和免疫监视功能异常，易发生自身免疫性疾病、过敏症和某些恶性肿瘤。免疫缺陷病可分为原发性免疫缺陷病和继发性免疫缺陷病两大类。

一、临床表现

原发性免疫缺陷病包括多种疾病，累及许多脏器，临床表现由于病因不同而极为复杂，但其共同的表现却非常一致，即反复感染、易患自身免疫性疾病和恶性肿瘤。多数原发性免疫缺陷病有明显家族史。

（一）反复和慢性感染

免疫缺陷病最常见的表现是感染，表现为反复、严重、持久的感染。不常见和致病力低的细菌常为感染原。许多患儿需要持续使用抗菌药物预防感染。

1.感染发生的年龄

起病年龄40%于1岁以内，1~5岁占40%，6~16岁占15%，仅5%发病于成人。T细胞缺陷和联合免疫缺陷病于出生后不久发病；以抗体缺陷为主者，因存在母体抗体，多在生后6~12个月才发生感染。成人期发病者多为普通变异型免疫缺陷病。

2.感染的部位

以呼吸道最常见；复发性或慢性中耳炎、鼻窦炎、结合膜炎、支气管炎或肺炎；其次为胃肠道，如慢性肠炎。皮肤感染可为脓疖、脓肿或肉芽肿；也可为全身感染，如败血症、脓毒血症、脑膜炎和骨关节感染等。

3.感染的病原体

一般而言，抗体缺陷易发生化脓性感染。T细胞缺陷则易发生病毒、结核分枝杆菌和沙门菌属等细胞内病原体感染；此外，也易于真菌和原虫感染。补体成分缺陷好发生奈瑟菌属感染。中性粒细胞功能缺陷时的病原体常为金黄色葡萄球菌。无论Ig缺乏或联合免疫缺陷者，其化脓感染的病原菌除一般致病菌外，毒力低下的条件致病菌，如不动杆菌、表皮葡萄球菌等也可造成严重感染。

4.感染的过程

常反复发作或迁延不愈，治疗效果欠佳，尤其是抑菌剂疗效更差，必须使用杀菌剂，剂量偏大，疗程较长才有一定疗效。

（二）自身免疫性疾病

原发性免疫缺陷病患儿若能存活至学龄前期，部分病例可罹患溶血性贫血、血小板减少性紫癜、系统性血管炎、系统性红斑狼疮、皮肌炎、免疫复合物性肾炎、1型糖尿病、免疫性甲状腺功能低下和关节炎以及其他自身免疫性疾病或变态反应性疾病，如过敏性鼻炎、支气管哮喘等。

（三）恶性肿瘤

原发性免疫缺陷病患儿未因严重感染而致死亡者，随年龄增长易发生肿瘤，尤其是淋巴系统肿瘤。其发生率较正常人群高数十倍乃至一百倍以上。淋巴瘤最常见，以B细胞淋巴瘤多见（50%），也可发生淋巴细胞白血病（12.6%）、T细胞淋巴瘤和霍奇金淋巴瘤（8.6%）、腺癌（9.2%）和其他肿瘤（19.2%）。

（四）其他表现

除反复感染外，原发性免疫缺陷病患儿尚可有其他的临床特征，如WAS的湿疹和出血倾向，胸腺发育不全的特殊面容、先天性心脏病和难以控制的低钙惊厥等。

二、诊断

原发性免疫缺陷病的诊断依靠病史、体格检查和必要的辅助检查。

（一）病史和体格检查

（1）经常反复感染是本组疾病的主要特征。病原体多为条件致病菌，种类因病种不同而异：如抗体缺陷突出者，易罹患细菌性感染；联合免疫缺陷者，对细菌、病毒、真菌和原虫的易感性均增高。感染部位不受限制，但呼吸道最易受累。

（2）本组疾病大多呈遗传性，约1/4患儿家族能发现因感染致早年死亡的成员，应对患儿进行家系调查。

（3）发病年龄与病种有关，一般而言，Ig缺陷突出者，于6个月后才发生感染；联合免疫缺陷者，则发病较早。

（4）体格检查：严重或反复感染可致患儿体重下降、发育滞后、营养不良、轻中度贫血和肝脾肿大。B细胞缺陷患儿可发现扁桃体和浅表淋巴结变小或缺如。可存在皮肤疖肿、口腔炎、牙周炎和鹅口疮等感染证据。某些特殊综合征则有相应的特殊体征，如胸腺发育不全、WAS和AT等疾病。

（二）X线检查

婴幼儿期胸部X线摄片缺乏胸腺影者提示T细胞功能缺陷；胸腺影及鼻咽部侧位摄片腺样体阴影均消失见于SCID。

（三）实验室检查

反复不明原因的感染以及阳性家族史提示原发性免疫缺陷病的可能性，但确诊本病必须有相应的实验室检查依据，且需进一步明确免疫缺陷的性质。原发性免疫缺陷病的实验室检查可分为3个层次，即：

（1）初筛试验。

（2）进一步检查。

（3）特殊或研究性试验。其中初筛试验尤其重要。

1.Ig及抗体测定

（1）血清Ig测定：包括IgG、IgM、IgA和IgE。不同Ig在不同年龄的正常值有所差异，在评定结果时应注意年龄特点。一般而言，IgG在2g/L以下、IgA在0.05g/L以下、IgM在0.1g/L以下可认为是Ig缺乏。IgE增高见于某些吞噬细胞功能异常，特别是趋化功能缺陷。

（2）抗原特异性抗体测定：血清Ig正常时不一定能排除特异性抗体产生功能低下，此时应测定抗原特异性抗体：

①抗A和抗B抗体测定：代表IgM类抗体功能，同族血型凝集素在1岁以上小儿滴度低于1∶4提示特异性IgM抗体缺乏。

②抗链球菌溶血素O（ASO）测定：代表IgG类抗体功能，若血清ASO在12岁后儿童滴度低于50单位提示特异性IgG抗体缺乏。

（3）分泌型IgA水平：分泌型IgA缺乏常伴有选择性IgA缺乏症。一般测定唾液、泪液、鼻分泌物和胃液中分泌型IgA。

（4）B细胞计数：采用单克隆抗体免疫荧光技术，以明确B细胞膜标记Ig及抗原性物质（CD_{19}、CD_{20}），以便进行B细胞计数和分泌各Ig类别的B细胞分类计数。

2.T细胞及其功能测定

（1）迟发皮肤过敏反应：此法简便易行。将一定量抗原注入皮内，24～72小时后观察注射部位的反应。若红、肿、硬结直径在6～15mm为阳性反应；大于15mm为强阳性反应；小于5mm为阴性反应。阴性反应者提示T细胞免疫功能低下。宜观察多种抗原皮肤迟发过敏反应，以便作出正确判断。常用的皮试抗原有结核分枝杆菌纯蛋白衍生物（PPD）、白喉和破伤风类毒素、腮腺炎病毒疫苗、念珠菌素和植物血凝素（PHA）等。

（2）T细胞及其亚群计数：采用单克隆抗体免疫荧光技术及流式细胞仪，可明确总T细胞（CD_3^+）、Ts（CD_8^+）和Th（CD_4^+）相对计数；也可明确Th_1（$CD_4^+ \cdot CD_{45}^+$）和Th_2（$CD_4^+ \cdot CD_{29}^+$）相对或绝对计数。Th_1具有抑制B细胞产生Ig的作用，而Th_2则促进B细胞产生Ig。

（3）T细胞增殖反应：采用3H-胸腺嘧啶核苷掺入法测定PHA诱导的外周血单个核细胞（PBMC）增殖指数，代表T细胞增殖功能。刀豆素A（ConA）诱导的PBMC上清液能抑制T细胞增殖反应，代表Ts细胞。

（4）T细胞活化功能测定：以单克隆抗体免疫荧光法测定IL-2受体（CD_{25}）在T细胞膜上的表达以表示其活化功能。

（5）淋巴因子测定：PBMC体外培养上清液IL-2、IL-4、IL-5、IL-6、IL-7、γ-干扰素及其他淋巴因子测定，反映Th细胞的分化功能。

（6）其他：

①周围血淋巴细胞绝对计数低于1×10^9/L提示T细胞缺陷。

②骨髓检查可排除其他疾病，了解浆细胞及前B细胞是否存在，发现隐匿性感染。

③淋巴结活体组织检查：注射白喉、百日咳、破伤风三联菌苗于下肢5～7天后，做同侧腹股沟淋巴结活体组织检查，若发现浆细胞缺乏、皮质变薄、生发中心缺如及淋巴滤泡很少，提示B细胞免疫缺陷病；若皮质副区的淋巴细胞缺如，则系T细胞免疫缺陷病的特征。

④周围血红细胞ADA和PNP测定。

⑤嵌合体见于T细胞缺陷患儿母体输血或出生后输血者，表现为同时存在两种核型或HLA型别。

3.中性粒细胞功能测定

包括周围血中性粒细胞计数和形态观察，趋化、黏附（膜蛋白测定）、吞噬和杀菌功能（四唑氮蓝染料试验和化学发光法）测定，也可作细胞髓过氧化酶染色。

4.单核/巨噬细胞功能测定

如主要组织相容抗原的表达能力及抗原提呈功能等。

5.总补体CH_{50}活性、C_3和Q水平测定

总补体缺陷可被CH_{50}活性法测定，其原理为血清补体成分能够通过经典补体途径溶解抗体结合的羊红细胞，CH_{50}正常值为50～100U/mL。C_3正常值新生儿期为570～1160mg/L，1～3个月为530～1310mg/L，3个月至1岁为620～1800mg/L，1～10岁为770～1950mg/L。C_4正常值新生儿期为70～230mg/L，1～3个月为70～270mg/L，3～10岁为70～400mg/L。

6.基因突变分析和产前诊断

许多PID证实为单基因遗传，对疾病编码基因的序列分析可发现突变位点和形式，用于确诊及进行家系调查。基因突变分析也是产前诊断最好的手段，其他用于产前诊断的方法如测定绒毛膜标本酶（ADA）活性等。

三、治疗

（一）一般治疗

应加强护理，有适当的隔离措施，注重营养，尽可能减少和防止感染，已合并感染时选用适当抗菌药物治疗。给予各种对症治疗，如WAS发生严重出血或血小板数特低时，可输新鲜血小板；胸腺发育不全发生低钙抽搐时，应补充钙剂、维生素D或甲状旁腺激素。伴T细胞缺陷者，禁忌接种活疫苗或菌苗，以防发生严重感染。此外，应加强家庭宣教以增强父母和患儿对抗疾病的信心，鼓励经治疗后的患儿尽可能参加正常生活活动。

（二）替代疗法

针对免疫缺陷，补其所缺，可使免疫功能改善，但不持久。

1.静脉注射丙种球蛋白（IVIG）

主要含IgG（占90%以上），IgA、IgM含量不足1%。因此，治疗指征仅限于低IgG血症者。抗体缺陷患儿经IVIG治疗后，可使症状完全缓解，获得正常生长发育。剂量为每月1次静脉注射IVIG100～600mg/kg，持续终身。治疗剂量应个体化，以能控制感染为度。IgA缺乏症患者因可产生抗IgA抗体而致过敏反应，故丙种球蛋白制剂被视为禁忌。

2.特异性血清免疫球蛋白（SIG）

包括水痘-带状疱疹、狂犬病、破伤风和乙型肝炎的SIG，用于预防高危患儿。

3.新鲜血浆

血浆中不仅含IgG，还含有IgA、IgM、补体和其他免疫活性成分，适用于治疗各类体液免疫缺陷病。剂量为10～20ml/kg（小于2岁为10ml/kg），每3～4周静脉滴注1次。

4.其他替代治疗

（1）新鲜白细胞：用以治疗吞噬细胞功能缺陷患儿伴严重感染，由于白细胞在体内存活时间短暂，反复使用会发生不良免疫反应，故仅用于严重感染时，而不作为常规替代

治疗。

（2）细胞因子治疗：胸腺素类用于治疗某些T细胞缺陷，如胸腺发育不全、WAS、CVID等，仅有部分疗效。转移因子用于迟发皮肤过敏反应阴性者，有一定效果。重组IL-2已有成功地用于SCID的报告；纤维连接蛋白治疗严重感染伴纤维连接蛋白缺乏者。IFN-γ用于治疗干扰素-γ受体缺陷病，但效果不肯定。

（3）酶替代治疗：腺苷脱氨酶（ADA）缺陷患儿可输注红细胞（内含大量ADA）或肌内注射牛ADA-多聚乙二烯糖结合物。

值得注意的是T细胞缺陷患儿，无论输注新鲜全血、血浆、红细胞或白细胞均须极其慎重。因上述制品中均含有T细胞，即使输入极少量供体T细胞也会引起严重的移植物抗宿主反应（GVHR）。此反应发生于输注后5～20天，表现为发热、皮疹、肝脾肿大、黄疸和腹泻，甚至死于严重感染。如确需使用血制品时，最好使用库血，并须先进行放射照射，剂量为20.0～30.0Gy，以抑制供体T细胞在宿主内增殖。供血者应作巨细胞病毒包涵体（CMV）筛查。最好不作扁桃体、腺样体摘除术，禁忌行脾切除术。

（三）免疫重建

免疫重建是采用正常细胞或基因片段植入患儿体内，使之发挥其免疫功能，以持久地纠正免疫缺陷病。按免疫缺陷类型不同，可分别移植含有造血干细胞的胎肝、骨髓或脐血；含有淋巴干细胞及能产生产胸腺激素的胸腺组织。

1.干细胞移植

（1）骨髓移植（BMT）：骨髓含有丰富的造血干细胞，故骨髓移植可重建患儿T、B细胞和单核/巨噬细胞功能。移植前需作组织配型，HLA-D匹配尤为重要。半合子骨髓移植者需同时使用免疫抑制剂，以减少移植物受到宿主排斥或GVHR。采用单克隆抗体、E-花环形成和通过分裂原吸附柱等方法排除供体骨髓中的T细胞后，再行移植可减少GVHR的发生。目前，已有超过1000例原发性免疫缺陷病患儿接受了BMT。

（2）脐血干细胞移植：脐血富含造血干细胞，可作为免疫重建的干细胞重要来源。脐血干细胞移植后GVHR较接受无关供体配型骨髓（MUD）移植者为轻。

（3）胎肝移植：胎肝亦含有较多造血干细胞，一些患儿接受胎肝移植后出现嵌合体，表明移植成功。但其免疫重建的效果远较骨髓移植差，故目前已很少使用。

（4）外周血干细胞移植：目前尚处于实验阶段。

2.胸腺组织移植

包括胎儿胸腺组织移植和胸腺上皮细胞移植，其疗效不肯定，且约1/10接受胸腺移植的患者发生淋巴瘤，目前已较少使用。

（四）基因治疗

许多原发性免疫缺陷病的突变基因已被克隆，其突变位点已经确立。这给基因治疗打下了基础：将正常的目的基因片段整合到患儿干细胞基因组内，这些被目的基因转化的细经有丝分裂，使转化的基因片段能在患儿体内复制而持续存在。基因治疗原发性免疫缺陷病的尝试已经历多年，取得一定成效，但总的来说基因结合尚处于探索和临床验证阶段。

四、预防

做好遗传咨询，检出致病基因携带者，并给予遗传学指导。对曾生育过X连锁遗传免疫缺陷病患儿的孕妇，应作产前诊断，以确定胎儿性别和决定是否终止妊娠。这些预防措施对于降低本病的发病率有一定作用。

第二章

神经内科常见症状、体征的护理

第一节　意识障碍的护理

意识障碍是指不能正确认识自身状态和（或）客观环境，不能对环境刺激做出正确反应的一种病理过程，其病理学基础是大脑皮质、丘脑和脑干网状系统的功能异常。意识障碍通常同时包含有觉醒状态和意识内容两者的异常，常常是急性脑功能不全的主要表现形式。

一、分类与临床特点

表2-1　意识障碍分类及临床特点

分类		临床特点
意识觉醒障碍分级	嗜睡	是一种病理性睡眠状态，为意识障碍的早期表现。患者能被语言、疼痛刺激（如压眶）或其他刺激唤醒，醒后能基本正确回答问话及配合查体。外界刺激停止后，患者迅速恢复睡眠状态
	昏睡	意识清晰程度较前下降，需强烈刺激（如挤压胸大肌）方能唤醒患者，但患者不能完全配合查体及正确回答问话，自发性语言很少，外界刺激停止后，患者立即进入睡眠状态
	浅昏迷	任何刺激均不能唤醒患者，强烈刺激仅能引起患者肢体的简单防御性运动，自发性运动少见。患者的角膜反射、瞳孔对光反射存在，血压、脉搏、呼吸等生命体征稳定
	深昏迷	患者对外界一切刺激均无反应，各种反射消失（包括角膜反射、瞳孔对光反射、病理反射），生命体征存在，但可出现不同程度的障碍
意识内容障碍	精神错乱	患者认识自己和周围环境的能力减退。思维、记忆、理解和判断能力减退，语言不连贯并错乱，时间、地点、人物的定向力障碍，患者清醒后，不能回忆疾病的过程
	谵妄状态	患者除有上述的精神错乱以外，还出现明显的幻觉、错觉及妄想。幻觉常具有恐怖性质，所以患者表情恐惧，出现躲避、逃跑或攻击行为，也可表现为兴奋、躁动、语言增多、大喊大叫

二、辅助检查

（一）血液检查

血常规、血气分析、电解质、肝功能、肾功能、血脂及脂蛋白测定的检查。

（二）脑脊液检查

可直接测知颅内压力、脑脊液常规、生化、免疫球蛋白及细胞学的检查有助于病因的分析。

（三）神经电生理检查

脑诱发电位检查对意识障碍的诊断及预后的判断有一定的意义。

（四）颅脑影像学检查

CT、MRI可显示病变的部位、大小、性质等。DSA为数字减影全脑血管造影，可了解血管的形态。

（五）脑电图

脑电图对病毒性脑炎的早期诊断有重要价值；特征性的亚急性硬化性全脑炎（SSPE）综合波对亚急性硬化性全脑炎的诊断有重要意义；典型的周期性三相波（SPD）是CJD特征性的脑电图改变。脑电图也是诊断癫痫的必要检查。

三、护理措施

（一）一般护理

（1）病室内温湿度适宜，环境清洁，限制探视、陪伴。

（2）严密监测意识及生命体征变化：昏迷初期应每隔0.5～1小时观察神志、脉搏、体温、呼吸、血压一次。病情稳定后可改为2～4小时一次。意识状态与生命体征的观察，在昏迷患者的护理中有重要意义。此外，还应注意观察瞳孔大小、对光反射、角膜反射及压眶疼痛反应以及全身情况、神经系统的体征变化等，并做详细记录。当出现昏迷加深、瞳孔进行性散大、呼吸不规则、血压不稳定时，及时报告医生。

（3）保持呼吸道通畅：因昏迷患者呼吸道纤毛运动、咳嗽反射、吞咽反射减弱其至消失，易使分泌物堆积，发生误吸，可造成窒息和吸入性肺炎。护理中应定时翻身、叩背、吸痰。吸痰动作要轻柔，每次吸痰时间不超过15秒，以旋转、提拉的方式将痰吸出。如呼吸道不畅、缺氧加重时应行气管切开或使用人工呼吸机。

（4）吸氧：脑组织缺氧可加重脑水肿，使意识障碍加重。吸氧有利于维持全身重要脏器的功能，并可预防潜在的并发症，如颅内压增高和脑水肿。采用持续低流量氧气吸入2～4L/min，吸氧时注意鼻导管插入深度及保护鼻黏膜。鼻导管应定期更换，避免分泌物阻塞，影响氧流量。

（5）遵医嘱按时给予脱水降颅压药物：脑出血昏迷患者常合并颅内压增高和脑水肿，若不及时、有效地控制，则可能发生脑疝而危及生命。常用降颅压的药物为20%甘露醇，甘露醇应在15～30分钟内输入，一般用药后20分钟开始起作用，注射后2～4小时内脱水降颅压作用最强，可降低颅内压的43%～66%，作用可持续6小时以上。

（6）降低血压：在长期高血压病变的基础上，血压骤升、血管破裂是脑出血的常见原因。血压降至过低可造成脑供血不足，加重意识障碍。如收缩压超过26.7kPa（200mmHg）者，应酌情应用降低血压药物，但也不宜降至21.3kPa（160mmHg）以下。使用降压药物的同时应须密切观察患者血压的变化。

（7）维持水及电解质平衡，严格记录24小时出入量：静脉输液可维持患者水分及能量代谢的需要，保证重要脏器有足够的血流灌注，防止电解质及酸碱平衡失调。昏迷患者2～5天内一般给予禁食，静脉补液。有明显颅内压增高者，原则上每日输液不宜超过1500～2000ml，一般以5%～10%葡萄糖为主，其余可用生理盐水500～1000ml，并注意每日补钾。多汗、高热、呕吐者应酌情增加1000ml左右。定时检查血清钾、钠、氯及二氧化碳结合力。根据化验结果调整补液成分。应保证患者有足够入量，密切观察有无脱水及电解质紊乱的表现，发现异常及时报告医生。

（8）不能进食者可给予鼻饲，以提供充足的营养及水分满足机体的需要量，避免发生营养障碍，增强机体免疫力，减少并发症并可避免水、电解质紊乱的发生。长期昏迷患者可给予鼻饲。鼻饲饮食的内容和数量应根据患者消化能力及热量需要而定，一般给予高热量、高蛋白、易消化的流食。每次鼻饲量以200～300ml为宜，鼻饲饮食温度不宜过高，以免造成胃黏膜烫伤。每次灌注前先回抽胃液，检查胃管是否在胃内，灌注速度不宜过快，以免引起呃逆或呕吐，必要时可用肠内营养输注泵匀速泵入。鼻饲后，可再灌注少量温开水冲洗胃管，防止鼻饲管堵塞。

（9）保持大便通畅：如患者3天无大便，可遵医嘱给予缓泻药，并帮助患者养成每日定时排便的习惯，每日给患者腹部按摩，促进肠蠕动。

（二）预防并发症的护理

1.口腔护理

昏迷患者吞咽反射减弱或消失，口鼻腔分泌物聚积易引起细菌或真菌感染。良好的口腔护理可避免口腔炎、肺部感染的发生。临床常采用生理盐水纱球清洁口腔，每日1～2次。昏迷患者常张口呼吸，可用双层湿纱布盖于口鼻部，以使患者吸入湿润的空气，避免口腔及呼吸道黏膜干燥。为防止口唇干裂，可在口唇上涂以甘油。每次做口腔护理时认真检查口腔黏膜的变化，发现异常及时给予治疗和处理。

2.眼睛的护理

昏迷患者常由于眼睑闭合不全，致角膜外露，由于干燥和异物可发生角膜炎、角膜溃疡和结膜炎。对于眼睑闭合不全者给予纱布覆盖双眼或眼罩保护，有结膜水肿的患者可每日给予0.25%氯霉素眼药水滴眼。

3.泌尿系统的护理

昏迷患者无法控制排尿，需留置导尿管，每2～4小时放尿1次。及时清洁尿道口分泌物，女患者每日做会阴冲洗，并保持会阴部清洁。大便后肛门及其周围皮肤及时清洁，防止污染导尿管。尿袋的位置应低于膀胱，以防尿液回流引起逆行感染。同时注意观察尿液的性质、尿量、颜色、有无絮状物，发现上述情况及时报告医生。

4.皮肤护理

由于昏迷患者长期卧床，局部组织受压，导致神经营养及血液循环受阻，加之局部皮肤受到排泄物刺激或全身营养状况低下等因素，易形成压疮。压疮不仅增加患者痛苦，还增加感染机会，甚至可因压疮感染导致败血症，造成死亡。因此，应注意观察患者受压部位皮肤有无发红、苍白并进行每日评估。保持患者床单位清洁、平整、无渣，如排泄物污染被服，应及时更换。保持患者皮肤清洁、干燥，每日用中性皂液及清水清洁皮肤。搬动患者时将其抬离床面，不要拖拉，防止擦伤皮肤。骨突处部位给予减压敷料保护，勤翻身，改善受压部位的血液循环，减少压疮发生的机会。

5.防止瘫痪肢体肌肉挛缩、关节僵硬畸形的护理

每次翻身后，将肢体摆放于功能位。定时做肢体的被动活动及主动活动，按摩瘫痪肢体每日2～3次，每次15～30分钟，可防止或减缓瘫痪肢体肌肉挛缩、关节僵硬及肢体畸形的发生，促进康复。

（三）健康指导

昏迷后患者常留有肢体瘫痪或语言障碍，还需继续给予细致的生活护理，同时指导患者坚持肢体的功能锻炼及语言训练。可配合体疗、针灸、理疗灯以助恢复。对于长期卧床的患者，需指导家属掌握预防压疮及肺部感染的方法。

第二节 吞咽困难的护理

吞咽是食团在口腔内经过咀嚼后，由口腔经过口咽部进入食管，并通过食管进入胃内的过程。正常吞咽动作的完成需要咽、食管的正常解剖结构和运动功能的完整，中枢和周围神经在吞咽过程中起调节和控制作用。吞咽困难是指进食时胸骨后发堵，食团通过障碍，停滞不下，或食团不能进入食管，停在口内。正常人在过急地吞咽大块食团时，偶尔可能出现发噎现象，但当发生吞咽困难时应引起高度重视，特别是老年患者，需尽早诊断治疗。

一、辅助检查

（一）X线检查

胸透视或胸片可以了解有无纵隔增大、主动脉瘤、左房增大或心包积液。食管钡餐造影可检查咽部和食管全长和贲门部位有无病变。

（二）拉网脱落细胞检查

食管拉网脱落细胞检查是诊断早期食管癌和食管癌癌前病变较经济、简便、易行、安全可靠的一种方法，最适合门诊和食管癌高发区进行防癌普查，阳性确诊率高达87.3%～94.2%，可作为一种粗筛的检查手段。

（三）食管镜检查

吞咽困难的患者应用食管镜检查，可直接观察到病变部位、范围、形态和色泽，并

且做脱落细胞学筛检和病理组织学检查病理确诊。如对食管癌、贲门癌、贲门痉挛、食管良性肿瘤、食管良性狭窄、弥漫性食管痉挛、食管异物、食管裂孔疝、食管结核、食管真菌感染明确鉴别诊断。

（四）食管测压检查

食管测压检查对于判断食管的运动功能十分重要。对运动功能失常疾病很有诊断价值，如多发性肌炎、皮肌炎，可见食管上1/3蠕动波消失，食管上括约肌静止压减低；食管痉挛仅可见有非蠕动性小收缩波，食管下括约肌不能松弛；弥漫性食管痉挛有食管强力和反复出现的收缩波，而食管下括约肌迟缓功能良好。

二、护理措施

（一）营养支持

（1）请营养师会诊，计算患者每日需要热量和参考食谱。

（2）选择软饭或半流食，避免粗糙、干硬、辛辣的食物。

（3）鼓励患者尽可能自己进食。

（4）如患者不能经口进食，可遵医嘱给予静脉高营养支持或鼻饲。

（二）饮食护理

（1）餐前准备舒适、清洁、安静的进餐环境，如患者活动后应稍做休息。

（2）进餐时患者应保持端坐位，头稍微前倾，以利于食物顺利通过食管。

（3）提供充足的进餐时间，喂饭速度要慢，每次喂食量要少，交替喂液体和固体食物，让患者充分咀嚼，以保证患者进食量和摄取足够的营养。

（4）如果患者唾液分泌不足，进食前用柠檬汁擦拭口腔或鼓励患者进食酸味硬糖，可刺激唾液分泌。

（5）鼓励能吞咽的患者尽量自己进食，必要时可少量多餐。

（6）卒中患者进食时应将食物放在口腔健侧的后部。

（三）预防并发症

（1）进餐时尽量减少环境中的干扰因素，如电视、收音机、周围过多的人员，防止这些因素分散患者注意力而引起呛咳。

（2）进餐后为患者进行口腔护理，避免食物残留在口腔，引发误吸。

（3）如果有食物滞留，鼓励患者把头转向健侧，并控制舌头向麻痹的一侧清除残留的食物。可做点头吞咽动作，以清除残留在梨状隐窝的食物。

（4）与患者及其照顾者一起讨论和阐述误吸的原因和预防措施，避免进食干硬、辛辣的食物，应选择密度均一的半流食，如酸奶、藕粉、烂面、粥等。在进食时取端坐位，给充足的时间细嚼慢咽，监测患者是否有脱水。

（5）呛咳处理：呛咳是吞咽困难的最基本特征。出现呛咳时，患者应使腰、颈弯曲，身体前倾，下颌低向前胸。当咳嗽清洁气道时，这种体位可防止残渣再次侵入气道。如果食物残渣卡在喉部，危及呼吸，患者应再次弯腰低头。治疗师在肩胛骨之间快速连续拍击，使残渣移出。并站在患者背后，将手臂绕过胸廓下，手指交叉，对横膈施加一个向上猛拉的力量，由此产生的一股气流经过会厌，可"吹"出阻塞物。

（四）健康指导

（1）告诉患者不能边吃东西边讲话。

（2）口服药片应碾碎后制成糊状，注意要了解清楚哪些药可以碾碎后吃。

（3）向患者、照顾者、家属讲解患者发生误吸（呛噎、咳嗽、气促）后应采取的急救措施：如果误吸液体让患者上身稍前倾，头稍微低于胸口便于分泌物引流并擦去分泌物；如果患者呼吸困难应及时通知医护人员。

第三节　排尿障碍的护理

排尿是尿在肾脏生成后经输尿管暂贮在膀胱中，贮到一定量后，一次地通过尿道排出体外的过程。排尿障碍是指排尿动作、排尿量、排尿次数等出现障碍的统称。尿潴留是指膀胱内充满尿液而不能排出，常常由排尿困难发展到一定程度引起。尿潴留分为急性与慢性两种。前者发病突然，膀胱内胀满尿液不能排出，患者十分痛苦，临床上常需急诊处理；后者起病缓慢，病程较长，下腹部可扪及充满尿液的膀胱，但患者却无明显痛苦主诉。尿失禁是由于膀胱括约肌损伤或神经功能障碍而丧失排尿自控能力使尿液不自主地流出。

一、辅助检查

（一）实验室检查

前列腺液对于诊断前列腺疾病有重要意义；前列腺特异抗原（PSA）测定对诊断前列腺癌有一定意义；血糖、尿糖检查可确诊糖尿病；尿常规可了解有无尿路感染；尿细胞学检查对泌尿系肿瘤亦具有诊断价值。

（二）膀胱及下尿路B超、膀胱镜

有助于了解有无尿潴留、前列腺疾病、膀胱或下尿路结石、肿瘤等。

二、护理措施

（1）指导患者日间摄入3000ml以上的液体包括食物、饮料、汤汁，预防尿路感染及形成结石；避免饮茶、咖啡、酒，因其会刺激肾脏且扰乱排尿型态；夜间控制饮水，保证睡眠。行动不便需要依赖他人者应主动了解排尿习惯，掌握时间，主动询问。嘱患者不要强忍尿意，随时满足排尿需求，对尿潴留患者要及时导尿排除紧张不适感。

（2）环境：要求为患者制造一个有利于排尿的环境，注意遮挡以避免寒冷和羞耻感，尤其尿频者，床位应靠近厕所，必要时将便器置于床旁。

（3）协助排尿：

①卧床者在治疗许可的范围内，应采用增加腹压感的体位，以利尿液排出。

②无机械性梗阻的排尿困难者，可嘱患者取坐位，行下腹部热敷，听流水声，冲洗会阴等感觉性刺激可缓和排尿抑制，产生尿意，促进排尿。

③当残余尿＞100ml时，遵医嘱给予导尿或留置尿管等措施。

④泌尿系统感染者要多饮水＞3000ml/d，有助于膀胱内感染清除，糖尿病患者要规律排尿。

⑤脊髓损伤引起的尿潴留：在膀胱尚未十分胀满时用手加压排尿，即手置于患者下腹部膀胱膨隆处，向左右轻轻按摩10～20次，促使腹肌松弛，再用手掌自患者膀胱底部向下推移按压，注意用力均匀，逐渐加大压力，但用力不可过猛，以免膀胱破裂，此法可减少膀胱余尿。

⑥排尿意识训练：每次尿管放尿前5分钟，患者卧于床上，指导其全身放松，想象自己在一个安静、宽敞的卫生间，听着潺潺的流水声，准备排尿，并试图自己排尿，然后由陪同人员缓缓放尿，强调患者利用全部感觉，开始时可由护士指导，当患者掌握正确方法后，可由患者自己训练，护士每天督促、询问训练情况。

⑦训练膀胱：意识清楚，有排尿感觉（有尿意时）的长期留置尿管患者，夹闭导尿管，定时每4小时开放10～15分钟。再夹闭，尽量延长2次排尿之间的时间，至少延长到每2～3小时开放导尿管1次，此方法可恢复膀胱收缩舒张的功能。

⑧对于有心智障碍而无器质性排尿功能障碍患者：如脑器质性障碍或痴呆症患者评估其摄入量情况，于固定时间协助督促患者排尿，也可以使用尿布或成人纸尿裤等。

（4）预防感染：

①可鼓励患者多摄取维生素C、五谷类、肉类、绿叶蔬菜、水果汁等酸化尿液，可降低细菌的繁殖，并可预防尿路结石。

②有尿感时不要憋尿。尤其女性做好会阴部卫生，养成良好的卫生习惯，避免盆浴，擦拭应由前至后。

③内裤要透气吸汗，避免过紧，以减少细菌滋生的机会。

④性交后要多喝水，排空膀胱，以防会阴部感染。

⑤留置导尿管者按护理常规做好留置导尿管护理。

（5）皮肤护理：尿失禁、尿频导致会阴部、臀部潮湿，尿中分解的氨对皮肤的刺激可发生发红、破皮、皮疹甚至失禁性皮炎破溃，一旦伤口产生，在潮湿环境下易引起感染，留置导尿管者则因尿道口易污染、损伤而继发感染，所以应保持皮肤清洁、干燥，会阴部、臀部尿湿后均需及时更换尿垫，用清水擦洗。皮肤表面可涂油剂保护皮肤，如凡士林等。及时除去不良气味并保持患者皮肤干燥。

（6）健康指导：

①对膀胱功能障碍者，教会其和家属正确导尿方法及有关护理知识。

②施行排尿训练，其效果的产生往往需要数日至数周不等。指导患者家属需保持耐心，给予精神上支持及正向反馈。

③针对引起排尿异常不同的病因进行心理护理，情绪紧张、焦虑、烦躁、不安及羞耻感均造成心理压力大，久之可丧失自信和生存信念，护理人员要加强与患者的交流和沟通，鼓励患者坚定信心，配合治疗，坚持康复训练。

④针对病因进行预防教育。

第四节 排便障碍的护理

排便障碍主要是指由于盆底肌协调障碍或大便困难引起的排出粪便的障碍，这一类又可以称为出口梗阻型便秘，常由于盆底肌、肛门括约肌在排便时的活动不能协调，或感觉异常所致。便秘是老年人经常发生的问题，由于缺乏排便的动力所致或排便反射经常受到抑制，直肠对粪便刺激敏感性下降，粪便在肠内停留过久，水分被吸收过多，粪便干燥不能排出。腹泻是指排便次数较平时增多，且粪质稀薄、容量及水分增加，并含有异常成分，如未消化的食物、黏液、脓血及脱落的肠黏膜等。腹泻时伴有腹痛及里急后重感。大便失禁则由于肛门内、外括约肌功能失常导致粪便不正常储存于肠道。

一、辅助检查

（一）便秘患者

进行大便常规（注意观察大便的颜色、气味、硬度、形状等）及大便隐血试验检查，X线钡餐检查，纤维内镜检查。

（二）腹泻患者

应行大便常规、大便培养及大便隐血试验检查。还根据患者情况做血液检查如血常规、电解质、肝肾功能等，必要时行小肠吸收功能试验、X线钡餐、直肠镜、结肠镜及B超等检查。

（三）大便失禁患者

1.视诊检查

可能见肛门处有原手术或外伤瘢痕、畸形等。

2.肛门指检检查

见肛管松弛或括约肌收缩功能差等，临床诊断可以确立原发病因在神经系统和结肠中，要通过神经系统检查、钡剂灌肠和内镜检查等来确立。近年来对肛肠功能检查有一些新的进展，包括肌电描记可见到肌肉张力异常，肛门反射潜伏期加长，肛门皮肤反射和直肠膨胀正常反射消失等。肛直肠腔内气囊测压描记可见到压力图异常。

3.排粪X线造影

可见到肛管直肠角消失等，这些检查有助于区分病变病因和制订合适的治疗方法。

二、护理措施

（一）便秘的护理措施

1.病情观察

密切注意患者排便的情况，粪便的性质、颜色及量，观察有无伴随症状，病情变化随时做好记录。

2.遵医嘱给予药物治疗

常用口服缓泻药如酚酞、通便灵等。应用缓泻剂应注意药物起作用的时间，避免影响患者的休息。直肠常用药物有甘油灌肠剂、开塞露等。使用时应注意尽量使药液在肠道内保留15~20分钟，以达到疗效。注意观察用药后的排便情况。

3.培养定时排便习惯

培养良好的规律生活，定时进餐、定时排便。协助并鼓励患者每日晨起坐盆或蹲10~20分钟。因晨起后易引起胃、结肠反射，此刻训练排便，易建立条件反射，日久可养成定时排便的好习惯。

4.合理安排日常饮食

鼓励患者多食用含纤维素高的饮食，纤维素有亲水性，能吸收水分，使食物残渣膨胀，形成润滑凝胶，在肠内易推进、刺激肠蠕动，加快残渣对直肠壁的刺激，激发便意和排便反射。如玉米面、荞麦面、蔬菜、水果等，还可以增加花生油、香油等油脂的摄入。

5.多饮水

水分可增加肠内容物容积，刺激胃肠蠕动，并能使大便软化。每天至少保证饮水量为1500~2000ml，可喝些淡盐水或蜂蜜水。每天清晨最好空腹饮一杯水，空腹饮水对排便有刺激作用，反射性地引起排便。

6.进行适当的体育锻炼

适当增加全身运动量，可增加直肠血供及肠蠕动，以利于排便。如保持膝部伸直做收腹抬腿及仰卧起坐动作，并教会患者做提肛收腹运动，或顺肠蠕动的方向做腹部按摩，一日数次。

7.创造舒适安静的生活环境

尽量避免如厕时受外界因素的干扰，保持厕所清洁。

8.心理护理

加强与患者的交流沟通，仔细聆听患者的诉说，给予患者精神安慰与支持。与患者一起共同寻找便秘的原因，共同制订训练排便计划，消除其心理不安因素，减轻精神压力等。为患者提供舒适安静的休养环境，保证充分休息，增强战胜疾病的信心。

9.健康指导

向患者及家属解释便秘对人体的危害，预防便秘的重要性及方法。告诉患者及家属不良的生活方式和饮食习惯、运动量不足、滥用药物、精神因素等与便秘的关系。教会患者观察病情、简单处理便秘的方法及使用泻药的原则。

（二）腹泻的护理措施

1.控制腹泻，维持水、电解质平衡

（1）病情观察：

①排便状态及粪便性状：不同原因引起的腹泻，可产生不同的粪便特征。排便次数多且变成暗红色果酱样，提示阿米巴痢疾；腥臭便见于急性出血性坏死性肠炎和直肠癌；米泔水样便见于霍乱。应注意正确记录大便次数、量、形状、颜色、气味等，并及时送检大便标本。

②脱水的观察：由于患者食欲不振，摄入不足，腹泻排出大量水分和电解质，造成体内水分不足，引起水、电解质紊乱，可能导致休克和心力衰竭。故对腹泻患者应注意观察和估计脱水的程度，每小时要监测出入量情况；同时注意观察患者的神志及生命体征变化，及时给予液体、电解质、营养物质的补充，以满足患者每日需要量，补充额外丧失量，维持血容量，防止脱水和循环衰竭发生。

（2）药物治疗原则：腹泻患者，应以病因治疗为重点，遵医嘱给予止泻药，使用止泻药物应注意：

①明确病因治疗时，轻度腹泻患者应慎用止泻药，因腹泻有将体内有害物质清除体外的作用。

②诊断不明而又不能排除严重疾病时，应慎用止泻药，不能因症状控制而放松观察和治疗。

③尽量避免服用可成瘾的药物，必要时短期使用。

（3）用药后观察：

①一般止泻药具有收敛作用，其颗粒表面积大，可吸收水分和有毒物质。用药时应

注意记录大便次数、性状和量，了解用药后的反应，一旦腹泻控制应立即停药。用药过程中大便颜色变黑属正常现象。

②服用吗啡、可待因时，由于它可减少消化液分泌，抑制肠蠕动，从而减慢粪便通过肠道的速度，使大便干燥，久用可成瘾，用药时一定严格按照用药的剂量和用药的次数，腹泻停止应立即停药。

③解痉止痛剂如阿托品等，应注意用药反应，如口干、视力模糊等。

2.减轻肛周刺激，增加舒适感

因粪便中含有酸性及消化酶等刺激性物质，频繁排便可使肛周皮肤受损，引起瘙痒、疼痛、糜烂及感染。应指导和帮助患者排便后用软布清洗肛门。局部可湿热敷，肛周可涂敷抗生素软膏保护肛周皮肤，促进溃疡愈合。

3.饮食疗法

饮食中脂肪含量不宜过多，过多会造成消化、吸收障碍，增加病变肠道的负担。生冷、多纤维、不易消化等食物大量摄取可造成机械性刺激，促进肠蠕动，故患者应进食清淡、少渣、易消化、营养丰富的高蛋白、高热量、高维生素和矿物质的食物。忌食豆类和乳制品，以防肠胀气。腹泻好转后逐渐增加食量，以利于体力的恢复，维持体重。

4.健康教育

（1）建立并维持满意的生活方式：生活有规律，注意劳逸结合。功能性腹泻的患者，应使其了解精神因素在疾病发展过程中所起的作用，协助患者合理安排生活与工作，建立和谐、健康的生活方式。

（2）注意饮食卫生：向患者及家属讲明饮食对疾病的治疗与预防的重要性，指导其应注意饮食卫生，如蔬菜水果应清洗干净，生、熟食品应分开加工等。饭前便后应洗手，养成良好的卫生习惯。

（3）讲解止泻药物相关知识：遵医嘱按时服药，不能自行吃药或停药，尤其注意勿滥用止泻药，以免造成便秘和成瘾。

5.心理护理

保持心态平衡，腹泻可由生理及心理因素造成。精神紧张可刺激自主神经，造成肠蠕动增加及黏液分泌亢进。因此，必须使患者情绪稳定。可通过解释、鼓励和提高患者的认知水平来调节情绪。建立清洁、整齐的休养环境，保证患者安静、舒适的休息。

（三）大便失禁的护理措施

（1）若无禁忌，保证患者每天摄入3000ml的液体。

（2）如果有粪块嵌塞，给予清除。

（3）如果病情允许，鼓励患者活动锻炼。

（4）提供床旁便器和辅助器具（轮椅、拐杖），或帮助患者如厕。

（5）在肛周涂保护性软膏，减轻皮肤刺激。

（6）建立排便规律：

①鼓励患者每天在同一时间排便。

②早饭后或喝热饮料后，给甘油栓剂并使用手法刺激，每次10～15分钟，直到产生便意。

③排便时尽量采取坐姿。

（7）必要时指导患者选择合适的便失禁器具。

第五节　睡眠障碍的护理

睡眠和觉醒是人一生中反复交替的两种生理状态，睡眠占据人类生命中大约三分之一的时间，是人类生存的必要条件。它受接近地球自转周期的"昼夜节律"的影响，同时也受人类自身"生物钟"的调控。据世界卫生组织调查，27%的人有睡眠问题。睡眠障碍是指睡眠的数量、质量或时间发生紊乱。睡眠障碍在一般人群中很常见。根据其定义和研究的人群构成不同，得出的患病率也有很大的不同。有研究显示，超过30%的成人主诉失眠，5%的成人有过多睡眠，大约15%的青少年和14%的成人存在某种睡眠-觉醒障碍。随着年龄的增长，失眠的发生率呈升高趋势，睡眠障碍是老年人常见的症状之一。

一、辅助检查

睡眠客观的测定和评价是依靠实验室多导睡眠生理记录的检查。整夜连续脑电图、眼动电图和肌电图的综合分析可以准确地确定睡眠的分期。通过测定相应指标如下：

（一）与呼吸有关的指标

包括口鼻气流、胸腹呼吸运动、血氧饱和度的无创性测定、鼾声、体位及食管压力。

（二）与心脏功能有关的指标

主要有心电图的连续监测，了解睡眠中的心肌供血及心律失常情况。血压的监测可了解睡眠中血压的变化过程和与呼吸心脏变化的关系，来确诊相关疾病，如发作性睡眠或睡眠呼吸暂停综合征。

二、护理措施

（1）观察并记录患者的睡眠型态、伴随症状及程度。

（2）和患者分析引起睡眠障碍的生理、心理、环境、生活习惯等因素，并讨论去除或减轻这些原因的有效方法。

（3）帮助患者建立良好的睡眠习惯：

①调整作息时间，合理安排日间活动，午间可安排小睡，晚间能有固定的就寝时间。

②改善睡眠环境，减轻声音的干扰，调整适宜的光线与温度，保持卧室的舒适与整洁。

③建立有助于入眠的行为，并将其规律化。如就寝前沐浴、刷牙、上洗手间；睡前短时间的阅读、听音乐，使自己放松等。

④改善不良的睡眠习惯。如非睡眠的时间躺床；睡前2小时有过度的饮食与过度的活动；睡前饮用刺激性饮料（如咖啡、茶或可乐）等。

⑤睡眠时注意夜间醒后避免强光照射；起床后30分钟内接受日光1小时以上，有利于培养规律的睡眠觉醒节律。

⑥住院患者，则应尽量提供患者平常睡前习惯的环境及条件，减少病房环境与治疗活动对患者睡眠的干扰，并协助患者采取舒适的卧姿。

（4）心理护理：

①护理人员应掌握患者的心理动态，帮助患者认识和发觉自己产生恐惧和忧虑的根源。消除患者睡前精神紧张和不安，保持良好的精神状态，促进睡眠。

②关心和体贴患者，耐心倾听主诉，多与患者交流，建立相互信任的关系。

③若患者在生活中遇到突发事件，调适困难，可提供个别交谈的机会，适时给予理解并设法解决，或向患者介绍心理咨询医生。

④指导患者学习放松技巧，如渐进性肌肉放松、冥想、自我暗示等，以增加患者放松与舒适感。

⑤鼓励患者积极治疗原发病，增强战胜疾病的信心。

（5）用药护理：

①指导患者遵医嘱合理服药。

②观察并记录患者的服药情况及评估药物对睡眠型态的影响。

（6）健康教育：

①睡眠卫生对保持正常和良好的睡眠是非常重要的。睡眠环境、舒适度、安静程度、空气质量、温度及光线等都是睡眠卫生的重要因素。最适合的睡眠环境和消除不良的睡眠习惯对治疗失眠是非常奏效的。不良的睡眠卫生习惯常引起失眠。

②使患者了解不规则的起居时间，过多或过少的睡眠，都可以干扰睡眠节律引起失眠。

③40岁以后人体随年龄增长会出现一些睡眠生理变化，特别是在45岁之后，出现睡眠

的潜伏期延长，睡眠中唤醒次数增加，有时还会出现睡眠呼吸暂停和周期性下肢运动。随年龄增长发生失眠的概率增加。所以，45岁以上的失眠人群应积极采取应对措施，减少白天的小睡，增加室外活动。

④咖啡因、尼古丁和乙醇都是与睡眠密切相关的物质。大量饮酒会引起睡眠中出汗和头痛，咖啡因和尼古丁可增加睡眠唤醒的次数，减少总的睡眠时间。因此，忌烟或睡前不吸烟，停止饮用含有咖啡因的饮料，可有效地防治失眠。

⑤及时向患者讲解疾病知识、治疗原则、方法、效果及注意事项。

⑥睡眠过度的患者如果药物不能控制嗜睡症状，则应避免驾车等有一定危险性的活动，以免受伤。

第六节　语言障碍的护理

语言是人类特有的复杂而重要的功能，人类每天加工处理大量信息，其中最重要的是语言符号（视觉和听觉符号）信息。语言是通过应用符号达到交流的目的，即符号的运用（表达）和接受（理解）能力。符号包括口头的、书写的（文字）符号，用口头表达的语言叫会话语言，用文字书写的语言叫文字语言。失语症由于大脑受损引起的语言交流能力的丧失或受损，是大脑局部病变导致的后天性或获得性语言障碍。失语症患者在无意识障碍的情况下，对语言交流符号的运用和认识发生障碍，语言表达及理解能力受损或丧失。患者无感觉缺损，能听到声音和看见文字，但不理解言语和文字的意义。患者无口咽部肌肉瘫痪、共济失调，但不能清晰地说话或说出的话不能表达意思，使听者难以理解。构音障碍是指和发音有关的神经和肌肉的障碍引起发音异常或构音不清，是单纯的言语障碍，构音障碍无听理解障碍，写字、读书没有异常，不属于失语。

一、辅助检查

头部CT和头部MRI是诊断失语症、构音障碍的重要依据，在确定有语言障碍的基础上，应通过头部CT或头部MRI确定大脑是否有局部病灶。同时应进一步确定是否为言语的功能区，结合失语症的检查进一步区分是哪种失语症及是否有构音障碍。如果为脑血管病所致的失语或构音障碍，则可进一步通过TCD、MRI、CTA及DSA等进一步观察血管的走行、动脉硬化程度和有无狭窄、闭塞、血管畸形及动脉瘤等。

二、护理措施

（一）选择有效的沟通方式，满足患者的生活需要

（1）把信号灯放在患者的手边。

（2）注意观察患者非语言的沟通信息。

（3）与患者交谈时注意减少环境中的干扰因素，如电视、收音机、病室内人员过多等。

（4）提出的问题应直接、简短，一次只问一个问题，使患者能用"点头"或"摇头"来回答问题。

（5）安排熟悉患者情况、能与其有效沟通的医护人员为患者提供连续护理，以减少无效交流。

（二）在病情平稳后，尽早进行语言训练

（1）鼓励患者多说话。

（2）给患者充足的时间回答问题。

（3）护理人员对患者说话时，应慢且清楚，重复关键词，必要时使用躯体语言。

（4）对于失语症患者，语言功能训练是非常重要的，护理人员应指导患者和家属进行语言功能训练。具体方法如下：

①对于完全性运动性失语的患者，即完全不会讲话的患者，应从学发音开始。如让患者发"啊"音，或用嘴吹哨来诱导发音。然后让患者学说常用的、最熟悉的单字，如吃、喝、好、不，再教患者讲双音词、短语、短句，最后说长句。训练时说话与视觉刺激结合起来，看图识字或与实物相结合来练习，这样效果较好。

②运动性失语的患者讲话费力或讲不清楚，这种患者常常词汇贫乏，只能讲单词或单句。对其进行语言训练比较容易，主要是耐心地教患者学会更多的词汇和锻炼语言肌肉的运用技巧。通过多读（报纸或书）来练习舌的灵活性。

③对感觉性失语的患者，可以用视觉逻辑法或手势法来训练。视觉逻辑法是让语言与视觉结合，促使语言功能恢复。比如给患者端上饭、放好勺，并告诉患者吃饭。反复刺激，让患者理解。手势法就是训练者用手势与语言结合起来，如说洗脸，同时用毛巾示意抹脸，患者会很快理解而主动接毛巾洗脸。

④混合性失语的患者既听不懂，又不会说话。这种患者训练较困难，训练时需将说、视、听结合起来。如让患者洗脸，既要说洗脸，又要指着毛巾和脸盆，并做手势抹脸让患者看，如此反复讲述。

⑤失语症状严重的患者，其语言训练需反复刻苦地练习，患者要有信心，训练者要有耐心。

⑥平时要与患者多面对面地交谈，给患者读书、报。跟患者交谈时要慢慢地说，句

子要短，内容要简单，让患者有一个听进、理解并作出应答的时间，必要时重复几遍。

⑦练习发音和讲话要从单音开始，由易到难。鼓励患者主动练习，反复练习，持之以恒，就一定能使语言障碍恢复得很好，甚至完全康复。

（三）心理护理

护理人员及家属应有耐心对待失语的患者，及时了解患者的心理变化，给予心理支持。心理护理过程中应注意：

（1）当患者进行尝试和获得成功时给予鼓励。

（2）当患者试着与人沟通时要耐心倾听。

（3）尽量避免在患者面前说他不能说话，以免挫伤患者的自尊心。

（4）不要对患者大声说话，除非患者有听力障碍。

（5）当对患者说话时，要站在患者前面，眼光要注视患者。

（6）对患者的挫折感要表示理解。

（7）鼓励患者慢慢说，说话之间可以停顿。

（8）鼓励家属探视，增加患者与家属之间的交流机会。

第七节 感觉障碍的护理

感觉是作用于各感受器的各种形式的刺激在人脑中的直接反映。感觉包括躯体感觉和内脏感觉，而躯体感觉包括一般躯体感觉和特殊躯体感觉。躯体感觉障碍可分为主观感觉障碍和客观感觉障碍。外界给予刺激（如针刺），患者出现异常的感觉（如痛觉迟钝），检查者可以由此感知患者的感觉障碍，称为客观感觉障碍。与此相对，如果没有外界给予刺激，患者有异常的感觉（如麻木），称为主观感觉障碍。

一、辅助检查

末梢型感觉障碍应选择肌电图、腰穿做脑脊液检查，必要时做神经活检。后根型和脊髓型应根据感觉平面选择脊髓CT或MRI、腰穿做脑脊液检查、脊髓椎管造影等。脑干型、丘脑型、内囊型、皮质型等应选择脑CT或MRI、脑电图、脑血管造影等检查。癔症型感觉障碍应从心理方面进行检查。

二、护理措施

（一）对有刺激性症状的感觉障碍患者的护理

保证患者所处的环境安全，病室内不放置危险物品。避免温度过高或过低；避免锋利物品、强光、高频声音等刺激。可使用眼罩或窗帘遮挡阳光，减少视觉刺激。保持病室安静，限制探视，减少噪声刺激。

（二）对有抑制性症状感觉障碍患者的护理

（1）注意患者肢体的保暖。

（2）慎用暖水袋，防止烫伤。使用热水时，指导患者用健侧的手先去试水温。

（3）给患者做知觉训练如用砂纸、毛线等刺激触觉，用冷水、温水刺激温度觉，用针尖刺激痛觉。

（4）用粗布或手刺激患肢，促进其感觉功能恢复，同时教会患者、家属促进感觉恢复的常用方法，如：可使用冷水、热水交替刺激感觉减退的肢体；每日按摩或摩擦患肢，以增加其感觉。

（三）感觉障碍患者的生活护理及安全保障

（1）每日用温水擦洗感觉障碍的身体部位，以促进血液循环和感觉恢复。

（2）协助患者翻身，按摩骨突处，以免发生压疮。

（3）保持患者床铺清洁、平整、干燥、无渣屑，防止感觉障碍的身体部分受损伤。

（4）患者卧床时加床档防止坠床。

（5）恢复期患者练习行走时应搀扶患者，并清除活动范围内的障碍物，保持患者活动范围内地面清洁、干燥。

（四）健康指导

（1）早期在病情允许下，在肢体受限范围内尽早活动，以预防水肿、挛缩等并发症。

（2）让患者必须认识到单靠医生和治疗师不能使受伤的肢体完全恢复功能，患者应积极主动地参与治疗。

（3）指导患者经常做肢体主动活动，包括家属、照顾者在内经常给患者做肢体按摩和被动活动。

（4）周围神经病患者常有感觉丧失，因此失去了对疼痛的保护机制。无感觉区容易发生灼伤、外伤。一旦发生了创伤，较难愈合。必须教育患者不要用无感觉的部位去接触危险物体，如运转中的机器、搬运重物。烧饭、煮水时易被烫伤，吸烟时烟头也会无意识地烧伤无感觉区。对有感觉丧失的手、手指，应经常保持清洁，戴手套保护。若坐骨神经或腓总神经损伤，应保护足底，特别是在穿鞋时，要防止足的磨损。

（5）无感觉区也容易发生压迫溃疡，在夹板或石膏内应注意皮肤是否发红或破损，若出现石膏、夹板的松脱、碎裂，应立即就诊。

第八节　认知障碍的护理

认知功能障碍包括痴呆和精神发育迟滞。痴呆是指由各种原因致脑损伤而产生的后天获得性认知功能障碍的一组综合征，痴呆包括记忆、定向力、计算、读写、学习、理解、判断等功能障碍。痴呆应理解为持续性智能损害，至少持续几个月以上，有别于常见的急性脑外伤、代谢障碍和中毒疾病引起的短期的智能损害和意识错乱。精神发育迟滞（MR），也称为智力落后或精神发育不全，是小儿常见的一种发育障碍。智力低下主要表现在社会适应能力、学习能力和生活自理能力低下，其言语、注意、记忆、理解、洞察、抽象思维、想象、心理活动能力等都明显落后于同龄儿童。智力低下是诊断的根据。

一、辅助检查

头部CT和头部MRI是诊断各种痴呆的重要依据。通过简单临床精神状态初筛和智能测试认定有痴呆的基础上，通过头部CT和头部MRI检查进一步观察是否有脑萎缩或局灶病变，如有脑萎缩，应观察是大脑萎缩还是脑干或小脑萎缩；如有大脑萎缩，则应进一步观察是全部萎缩还是局部萎缩。如AD应是大脑的全面萎缩，而Pick病则应是局限性脑叶萎缩，如为血管性痴呆则应有相应的局灶病变。

二、护理措施

（1）在患者衣袋中放记有本人姓名、年龄、性别、家庭住址、配偶、子女姓名和电话号码的卡片，以便走失后获得救助联系。

（2）由于记忆障碍，往往刚吃完饭就忘了，以致饮食过度，因此要合理安排进食时间、定时定量。饭菜要有足够的营养，荤素搭配。多选择易咀嚼、易吞咽、易消化的食品。多食豆制品、豆类、水果、果壳类（如核桃、杏仁、花生、栗子等）、菌类食物（如香菇、银耳、黑木耳等）。

（3）患者后期出现失语，失去与人交流能力，从而加重痴呆的发展，故应及早进行语言训练。训练从简单到复杂，可跟着数数，说单字，再说短句、长句，以防止或减慢病情的发展。

（4）鼓励患者做力所能及的日常活动，减缓病情进展，如洗脸、刷牙、穿衣、扫地等。

（5）做好生活护理，严防意外。

第三章

神经系统疾病的专科护理

第一节　人工气道的维护

一、概述

人工气道是指将导管经上呼吸道置入气管或直接置入气管所建立的气体通道，为气道的有效引流、通畅、机械通气、治疗肺部疾病提供条件。最常见的人工气道是气管插管和气管切开。

二、适应证

（1）短时间内气道完整性受到破坏或气道受阻。

（2）呼吸衰竭需要呼吸机辅助呼吸。

（3）紧急保护气道以防止可预见的影响气道通畅性的因素。

三、方法

（一）非确定性紧急人工气道技术

（1）常用提颏和双手抬颌法。

（2）口咽和鼻咽通气管。

（3）面罩加简易呼吸器。

（4）喉罩。

（二）确定性人工气道技术

（1）经鼻气管插管术。

（2）经口气管插管术。

（3）气管切开术。

四、并发症的预防

（一）气管插管常见并发症

（1）气管导管梗阻。

（2）呼吸阻力增加。

（3）导管插入支气管。

（4）胃内容物误吸。

（5）气管黏膜压迫伤。

（二）气管切开常见并发症

（1）创口感染。

（2）切开部位出血，可发生在术中，也可发生在术后，严重者可危及生命。

（3）气管套管脱出。

（4）气胸或纵隔气肿，多与手术本身有关。

（5）心脏停搏，可发生在术中，也可发生在术后一段时间内（多数认为气管切开造成心脏停搏的主要原因是严重缺氧）。

五、护理

（一）口/鼻咽通气管的护理

1.型号的选择

成人或儿童，选择合适的型号。

2.安置方法

从臼齿进入约1/2或1/3时旋转180°全部放入口咽通气管。

3.固定方法

予宽胶布交叉蝶形固定于口唇上。

4.保持通畅

必要时吸痰，每24小时或必要时更换口咽通气管。

5.口腔护理

每日定时取出口咽通气管，做口腔护理1～2次。

（二）气管插管的护理

（1）使患者的头部稍后仰，以减轻导管对咽喉的压迫。

（2）导管固定要牢靠。

（3）保持呼吸道通畅。

（4）做好口腔护理：每日1～2次，双人操作完成并更换固定导管的胶布。

（5）预防和控制呼吸道感染。

（6）随时检查气管导管插入深度，定时测量导管外露末端距离门齿或鼻孔的长度并准确记录，做好交接班。

（7）如果患者做了特殊治疗，应结合具体情况实施护理。如缺血性卒中实施溶栓治疗后，不可轻易拔管或更换导管。

（三）气管切开的护理

（1）保持室内温度21℃，湿度60%，室内经常洒水，或用加湿器，定期消毒室内空气。

（2）气管切开后最初几小时，一般取侧卧位，以利于气管内分泌物排出。注意定时翻身，防止压疮，也可防止坠积性肺炎。

（3）备齐急救物品和药品，如吸引器、吸痰管、同型号气管导管、气管扩张器、止血钳、呼吸机等，以备急用。

（4）用于固定的系带松紧度以能伸入一指为宜。

（5）气管切开护理操作应每日1~2次，先用酒精消毒周围皮肤，再用生理盐水清洗伤口，最后更换开口纱布或X型泡沫敷料，如敷料未浸湿，可2~3天交换，保持局部清洁、干燥。经常观察伤口有无感染征象，周围皮肤有无湿疹。

（6）内导管应每日取出清洁消毒1~2次。

（7）经常翻身拍背，充分湿化气道、及时吸痰，保持呼吸道通畅。

（四）气囊的管理

1.气囊的作用

密闭气道，防止呼吸道分泌物或胃反流物流入气管；还能使机械通气时气道不漏气。

2.气囊最小封闭压力

为有效封闭气囊与气管间隙的最小压力，常称为最小封闭压力，它也是理想压力。气囊压力一般保持在25cmH$_2$O以下。

3.判断最小封闭压的方法

（1）听诊器放置颈喉部及气管部位，给气囊充气，直到气囊周围完全不漏气。

（2）正压机械通气时，逐渐从气囊抽气，每次抽气0.25~0.5ml，直到吸气压力达到峰值时出现少量漏气为止，再注入0.25~0.5ml气体。

（3）持续气道正压的患者，逐渐从气囊抽气，每次抽出0.25~0.5ml，直到呼气期出现少量漏气为止，然后再注入0.25~0.5ml气体。

（4）气囊的充放气：气囊的充气量以不漏气为原则，一般以4~6ml为宜。

旧观点：气囊充气后长时间压迫气道黏膜导致糜烂、溃疡和坏死。因此气囊应4~6小时放气一次，时间5~10分钟，每次充气不可过于饱满，以阻止气体漏出即可。

新观点：不主张常规定期放气。因为放气时间短，气囊压迫区的黏膜毛细血管血流难以恢复，而且对于机械通气的患者，气囊放气会影响通气功能。建议每天气囊放气1~2次，清除停留在气囊上的呼吸道分泌物。

方法：气囊放气前，首先抽吸尽气管插管或气管切开内分泌物，然后抽吸鼻腔、口腔内分泌物，更换吸痰管，把吸痰管插入超过气管插管或气管切开管内2cm，边抽吸边放气囊，吸净气囊上呼吸道分泌物。也可由医师用纤维支气管镜直视下清除气囊上呼吸道分泌物。防止分泌物积聚引起气管黏膜糜烂及感染，减少这些分泌物逆流到肺引起通气相关性肺炎的机会。

（五）内导管常用消毒方法

1.煮沸消毒法

临床上常充分洗净后再煮沸15分钟。每4小时煮沸消毒1次，但内套管煮沸消毒时间长，内套管与外套管长时间分离，易使痰液黏结，阻塞气道，影响通气。

2.浸泡消毒法

用3%过氧乙酸浸泡15分钟后充分洗净，再浸泡15分钟后用生理盐水冲洗。此方法与煮沸消毒法比较，在消毒后的内套管采样，进行细菌培养，结果均为阴性。

3.高压蒸汽灭菌法

高压蒸汽灭菌效果最好，但内套管送去消毒时间过长，分离时间长。

4.浸泡消毒法

临床上多采用此法，特别是气管切开患者较多的科室，本法节省时间，但须注意避免交叉感染。

（六）人工气道的湿化

1.湿化的方法

（1）使用湿纱布或使用湿热交换器（简称：人工鼻）。

（2）使用呼吸机的加温湿化器。

（3）呼吸机的雾化加湿。利用呼吸机吸气管路上的自动雾化装置定时雾化，也可以在呼吸机吸气回路中连一个雾化器，利用射流原理将水滴撞击成微小颗粒，并随吸入器进入气道。

（4）气道内持续滴注湿化液。注射器连接静脉用头皮针，用头皮针插入吸氧管上；或去掉头皮针保留小橡胶管，再将小橡胶管与输送氧气导管一起插入气管导管内固定，用恒速泵以每小时3～5ml速度滴入气道。最普遍应用的湿化液是0.45%的盐水。

（5）气道内雾化吸入。常用超声雾化吸入和氧气雾化吸入。雾化液常选用蒸馏水、生理盐水，根据病情加化痰和抗菌药物。

（6）气道冲洗。

冲洗液：常用2%碳酸氢钠，0.45%生理盐水。

冲洗方法：吸痰前抽吸2～5ml于注入气道后拍背，使冲洗液和黏稠的痰液混合振动后再吸痰。

注意事项：使用呼吸机病员，应在操作前吸纯氧3分钟，以免因脱机注射冲洗液造成低氧血症，对于痰液黏稠患者，可以间断反复多次冲洗。

2.湿化效果的评价

（1）湿化良好：病员安静、分泌物稀薄、吸痰顺利，导管内没有结痂，呼吸道通畅。

（2）湿化不足：分泌物黏稠（有结痂或黏液块咳出），吸引困难，可有突然的呼吸困难，发绀加重。应加强湿化护理。

（3）湿化过度：分泌物过分稀薄，咳嗽频繁，需要不断吸引，听诊肺部和气管内痰鸣音多，患者烦躁不安，发绀加重。应减少湿化。

（七）吸痰的护理

1.吸痰的意义

（1）保持呼吸道通畅，减少呼吸阻力。

（2）防止分泌物坠积而发生肺不张、肺炎。

（3）防止分泌物干痂脱落而阻塞气道。

（4）通过呼吸道分泌物性质的观察，指导用药。

2.吸痰的指征

（1）听诊气道或胸部有痰鸣音时。

（2）病员咳嗽或者有呼吸窘迫感。

（3）气道压力上升，呼吸机高压报警。

（4）血氧分压或血氧饱和度下降。

有观点指出，吸痰不应作为常规操作，当患者有气道分泌物潴留的表现时，才有吸痰指征。

3.吸痰管的选用

（1）粗细：外径不超过气管导管内径的1/2，以1/3为适宜。

（2）长短：吸痰管应比气管导管长4～5cm，保证能吸出气管、支气管中的分泌物。

4.正确的吸痰方法

（1）吸痰时机的选择。

（2）严格无菌操作。

（3）吸痰前后应吸入高浓度氧气。

（4）吸痰时动作要轻、稳、准、快，一次吸痰时间不宜超过15秒，每次吸痰连续不超过2次，以免发生低氧血症。

（5）吸引压力以200～400kPa为宜。

（6）吸痰管插入深度。

（7）生命体征监测，痰液的观察。

5.吸痰的注意事项

（1）戴无菌手套严格按照无菌操作规则进行，气管与口腔、鼻腔的吸痰管、吸痰盘应分开。

（2）注意吸痰的顺序。

（3）尽量使用一次性吸痰管和封闭式吸痰管。

第二节　呼吸机的使用与护理

一、概述

呼吸机是一种能替代、控制或改变人的正常生理呼吸，用于机械通气的一种重要装置，也是一种重要的紧急抢救设备。它可以提供准确的气体量和吸入氧气的浓度，同时有可靠的监护报警系统来保证患者的安全。

二、呼吸机原理与结构

（一）原理

吸气时采用呼吸道直接加压，借胸肺弹性回缩力产生呼气。

（二）结构

由气路加电路两部分组成。

三、呼吸机的作用

（一）改善通气功能

正压通气，潮气量增加。

（二）改善换气功能

通过调节参数维持有效气体交换。

（三）减少呼吸肌做功

减轻呼吸肌负担、降低氧耗量；节约心脏储备能力、减轻心脏负荷。

（四）保持气道湿化

通过呼吸机良好的湿化装置使痰液湿化，易于引流出去和排出。

四、呼吸机类型

（一）压力切换型（定压）

是指压力一定，吸气转换成呼气是根据预调的压力峰值而切换。

（二）容量切换型（定容）

是指容量一定，吸气转换成呼气是根据预调的潮气量而切换。

（三）时间切换型（定时）

是指送气时间一定，吸气转换为呼气是通过时间参数（吸气时间）来确定。

（四）多功能型

定压、定容、定时和高频组合型。

五、机械通气模式

（1）间歇正压通气（IPPV），又称控制通气（CMV）。

（2）同步间歇正压通气（SIPPV），又称辅助控制通气（SCMV）。

（3）持续气道正压通气（CPAP）。

（4）压力支持通气（PSV）。

（5）呼气末正压通气（PEEP）。

（6）间歇指令和同步间歇指令（IMV，SIMV）。

六、呼吸机工作参数的调节

（一）潮气量

潮气输出量一定要大于人的生理潮气量，生理潮气量为6~10ml/kg，而呼吸机的潮气输出量可达10~15ml/kg，往往是生理潮气量的1~2倍。还要根据胸廓起伏、听诊两肺进气情况、参考压力二表及血气分析进一步调节。

（二）呼吸频率

接近生理呼吸频率。新生儿40~50次/min，婴儿30~40次/min，年长儿20~30次/min，成人16~20次/min。潮气量×呼吸频率=每分通气量。

（三）吸呼比

一般1：（1.5~2），阻塞性通气障碍可调至1：3或更长的呼气时间，限制性通气障碍可调至1：1。

（四）压力

一般指气道峰压（PIP），当肺部顺应性正常时，吸气压力峰值一般为10~20cmH$_2$O，肺部病变轻度：20~25cmH$_2$O；中度：25~30cmH$_2$O以上，但一般在30cmH$_2$O以下，新生儿较上述压力低5cmH$_2$O。

（五）PEEP使用

IPPV的患者一般给PEEP2~3cmH$_2$O是符合生理状况的，当严重换气障碍时（RDS、肺水肿、肺出血）需增加PEEP，一般在4~10cmH$_2$O，病情严重者可达15cmH$_2$O甚至20cmH$_2$O以上。当吸氧浓度超过60%（FiO$_2$>0.6）时，如动脉血氧分压仍低于80mmHg，应以增加PEEP为主，直到动脉血氧分压超过80mmHg。PEEP每增加或减少1~2cmH$_2$O，都会对血氧产生很大影响，这种影响在数分钟内即可出现，应逐渐减少PEEP，并注意监测血氧变化。

（六）流速

至少是每分通气量的2倍，一般为4~10L/min。

（七）氧浓度（FiO2）

一般呼吸机氧浓度从21%～100%可调。既要纠正低氧血症，又要防止氧中毒。一般不宜超过0.5～0.6，如超过0.6，时间应小于24小时。目标：以最低的吸氧浓度使动脉血PaO_2大于60mmHg（8.0kPa）。如给氧后发绀不能缓解可加用PEEP。复苏时可用1.0氧气，不必顾及氧中毒。

七、呼吸机的适应证与禁忌证

（一）适应证

（1）任何原因引起的急性或慢性呼吸衰竭：呼吸频率>40次/min或<5次/min。最大吸气压力<25cmH₂O。

（2）严重通气不足：PaO_2<60mmHg（急性）或<40mmHg（慢性），$PaCO_2$>60mmHg（急性）或>80mmHg（慢性）。

（3）严重换气功能障碍。还有哮喘持续状态、神经肌肉病变、心胸外科手术、心肺复苏等。神经内科常见于：

①脑血管病呼吸中枢抑制。

②重症肌无力。

③格林-巴利综合征。

④上升性脊髓炎。

（二）禁忌证

（1）大咯血或活动性肺结核，呼吸道未畅通前。

（2）气胸或纵隔气肿。

（3）肺组织完全无功能。

（4）出血性休克或血容量未纠正之前。

（5）心肌梗死急性期。

八、并发症

（1）气胸、皮下气肿。

（2）呼吸机相关性肺炎。

（3）通气不足。

（4）通气过度。

（5）低血压、休克。

（6）呼吸机肺和氧中毒。

九、呼吸机的撤离

降低通气量，患者能自主代偿，营养状态和肌力恢复到上机前水平、感染得到控制，酸碱平衡、水、电解质紊乱和低蛋白血症得到纠正；气道通畅，呼吸功能改善，自主呼吸增强，此时就可以考虑撤机。撤机方法：

（1）心理护理打消顾虑，克服依赖性，增强信心和自理能力。

（2）调整呼吸机参数，减少潮气量和每分通气量，刺激呼吸中枢，逐渐适应。

（3）间断停机，时间逐渐延长，维持24小时。SIMV和PSV过度撤机，每3～4小时减少频率2次/min。

整个过程需要严密观察呼吸，血氧饱和度和血气分析的情况。

十、护理

（一）一般护理

1.心理护理

（1）向患者及家属介绍使用呼吸机的必要性和重要性。

（2）多安慰、鼓励患者，运用肢体语言、卡片等方式与患者交流，消除患者的恐惧感和焦虑感。

（3）指导家属对患者的照顾，使患者感到来自家庭的支持和爱心。

（4）鼓励患者表达自身感受。

（5）针对个体情况进行针对性心理护理。

2.饮食

供给营养丰富的清淡饮食，不能经口进食者予鼻饲营养液。

3.休息

保证休息和睡眠，必要时用镇静剂。

4.基础护理

（1）口腔护理：1～2次/天，保持口腔清洁，防止口腔炎、真菌感染。

（2）眼睛保护：防止眼球干燥、感染或角膜溃疡。

（3）预防压疮：保持皮肤清洁、干燥，定时翻身，必要时睡气垫床。

5.吸痰护理

（1）密切观察呼吸道是否有痰液淤积，出现以下情况应立即吸痰：

①患者咳嗽明显，出现呼吸窘迫症。

②听诊肺部有痰鸣音。

③呼吸机气道高压报警。

④血氧饱和度或氧分压突然降低。

（2）吸痰前后予100%纯氧吸入，并密切观察生命体征。

6.气道的温化、湿化

（1）气道的温化：呼吸机加湿器罐中水温50～70℃，出口处气体温度30～35℃。

（2）气管的湿化：湿度为98%～99%，湿化液用蒸馏水。

（3）储水槽内的水应在最高水位线以下，不可高于水位线。

（4）螺纹管中的冷凝水应及时倾倒。

（二）呼吸机报警的处理

1.报警类别

（1）ALARM：高度优先报警，提醒立即注意以保证患者安全。

（2）CAUTION：中度优先报警，提醒小心。

2.报警原因

（1）临床报警：因呼吸机的设置条件或患者情况所触发。如常见的高压报警，低压报警。

（2）技术报警：因呼吸机测试过程中触发。如空气入口堵塞、电池未充电等。

3.报警处理

（1）临床报警应分析原因。

高压报警可能原因：

①气管通畅度下降：分泌物堵塞，管道折叠，气管导管滑入肌肉组织。

②胸肺顺应性下降。

③人机对抗。

④参数不合适等。

低压报警可能原因：

①气囊或管路漏气。

②脱落。

③参数不合适等。

应针对不同原因进行对症处理，必要时请呼吸科治疗师会诊。

（2）技术报警时，应立即检查、维修、更换呼吸机，确保患者安全。

（三）撤机的护理

（1）重视心理护理，加强沟通，给患者以正性反馈，增加脱机的信心。

（2）给予营养支持，但要限制糖类的摄入量，避免产气食物。

（3）脱机前应保持呼吸道通畅，必要时吸痰，避免刚脱机就吸痰，造成缺氧，患者不耐受。

（4）指导有效呼吸，指导有效咳嗽。

（5）密切观察生命体征，定期复查血气分析。

十一、并发症的预防和护理

（一）气胸、皮下气肿

多发生在刚刚使用呼吸机的患者，呼吸机压力应注意从低到高慢慢调节，如患者出现剧烈咳嗽，应密切观察，并建议医生使用镇咳药。若可疑气胸，应及早行床旁胸片确诊并处理。切开初期，窦道未形成，可能出现皮下气肿，应注意密切观察患者的颈部、胸部等易发生气肿的部位。一旦发现皮下气肿，应立即报告医生。

（二）呼吸机相关性肺炎（VAP）

是气管插管或气管切开使用呼吸机治疗两日后出现的并发症。因防御机制破坏，消毒隔离不严，交叉感染造成。护理过程中应注意严格无菌技术操作，严格消毒制度，每周更新呼吸机管路1~2次。

（三）通气不足

与气道压力下降，管道漏气，自主呼吸与机械通气不同步有关。护理时应注意密切观察患者实际得到的潮气量，发现通气不足时，应立即通知医生并处理。

（四）通气过度

与潮气量增加，呼吸频率增快，调节不当等有关。护理时应密切观察患者实际得到的各项指标，发现有通气过度时应立即通知医生并处理。

（五）低血压、休克

与胸内压上升，心排血量减少有关。护理时应密切监测生命体征，一旦发生，应积极配合医生进行处理。

（六）呼吸机肺和氧中毒

与长期使用呼吸机，肺顺应性下降有关。肺充血、水肿，晚期可出现肺纤维化（硬化）。注意正确调节呼吸机参数，尽量减少或缩短带机时间。

十二、呼吸机的保养

（1）保养的意义：

①延长呼吸机寿命，保证患者得到及时有效的抢救。

②为避免交叉感染，防止呼吸机相关性肺炎的发生。

（2）保养的方法：

①气路管道最好选择一次性的，专人专用，定期更换。

②各种连接器、过滤器送供应室进行高压消毒。

③外表定期用酒精擦拭消毒，切勿让液体渗入呼吸机。

（3）专人保管，定期维修，易损部件及时更换。

第三节　神经性吞咽障碍的护理

一、概述

任何影响脑干吞咽中枢或调整吞咽过程的神经系统疾病均可引起吞咽障碍。做好吞咽障碍的早期评价和治疗，可缩短死亡率、缩短平均住院时间、改善预后。

（一）脑卒中

脑卒中是导致吞咽困难的最常见疾病之一，脑卒中患者的吞咽障碍发生率为25%~50%。大范围的大脑半球卒中和脑干卒中因阻断与自主性皮质吞咽控制中心（在额下区）与球核（在下脑干）连接的同侧的皮质球路径，故常发生口咽性吞咽障碍。脑干卒中因累及其附近控制吞咽的脑干束、核和延髓内的吞咽中心，常可导致口和咽的吞咽障碍。卒中导致的吞咽困难的特点是：不能将食团安全地从口送入胃内而没有误吸的过程，其中也包括如咀嚼，舌的运动障碍等。咽阶段是产生误吸的关键阶段。

（二）脑瘫

脑瘫常导致运动功能异常，吞咽障碍为脑瘫的常见表现。

（三）帕金森病

帕金森病发病机制与脑内的神经传递物质（多巴胺和乙酰胆碱）平衡失调有关。病变最常发生的部位是脑干和皮质下区的多处部位。帕金森病易伴发口咽和食管的吞咽障碍。

（四）阿尔茨海默病和其他痴呆性疾病

阿尔茨海默病又称老年前期痴呆，对感觉运动神经的功能，包括口咽部的吞咽功能并无明显影响。但在疾病发展至晚期时，患者出现重度感觉认知障碍，并丧失独立进食的能力时，即出现吞咽障碍。

（五）运动神经元病

当病变累及桥脑和延髓内的下运动神经元时，可致延髓性综合征，表现为吞咽障碍。

（六）格林-巴利综合征

格林-巴利综合征、中枢或周围神经的脱髓鞘疾病，可致全身无力、感觉减退，常伴发吞咽障碍。

二、临床表现

（1）常见表现：咀嚼困难、吞咽起始困难、鼻腔漏溢、流涎、唾液下咽困难、吞咽时呛咳或噎呛、咽喉哽塞等。

（2）并发症表现：脱水、营养不良、喉痉挛、支气管痉挛、吸入性肺炎、窒息等。

（3）累及食管时，可有胸部不适感、胸部食物梗阻、恶心、呕吐；咽喉部的疼痛、不适感。

三、诊断

（1）神经病史及临床表现。

（2）辅助检查：神经病学检查，血液检查，血化学分析，肌酸激酶，维生素B_{12}，甲状腺扫描，抗乙酰胆碱抗体，梅毒血清试验，Lyme病抗体增强法，脑MRI扫描，肌电图，神经传导检查，重复性神经刺激检查，肌肉活检，颅底CT扫描，脑脊液检查。

四、评价

吞咽障碍的评价包括：床旁评价（临床评价）、仪器评价、量表评价。

（一）床旁评价

（1）病史及主诉。

（2）意识、姿势、认知状态、合作能力。

（3）口面检查，评估面、唇、舌、软腭、喉、咽的结构、功能、感觉及反射。

（4）记录直接进食不同黏度食物的实验结果及看到的口、咽阶段的特征。

（5）实验性吞咽：1分钟内至少吞咽3次液体及食物，从凉白水开始；从容易吞咽的食物开始；从1分钟开始；观察有无吞咽困难的表现。

（二）仪器评价

（1）视频放射学技术：电视透视检查；压力X线摄影术；电影透视检查；闪烁显像食团分析法。

（2）纤维内镜：纤维内镜评估吞咽法（FEES）；电视内镜吞咽困难评估法（VEED）；压力计。

（3）电生理检查。

（4）其他。

（三）常用的评定量表

有吞咽困难评价标准，洼田吞咽能力评定法，吞咽障碍程度分级，脑卒中患者神经功能缺损程度评分标准中的吞咽困难亚量表等。

1.临床常用吞咽功能分级标准

见表3-1。

表3-1 吞咽功能分级标准

1级：唾液误咽	连唾液都产生误咽，有必要进行持续的静脉营养，由于误咽难以保证患者的生命稳定性，并发症的发生率很高，不能进行直接训练
2级：食物误咽	有误咽，改变食物的形态没有效果，水和营养基本上由静脉供给，长期管理应积极进行胃造瘘，因单纯的静脉营养就可以保证患者的生命稳定性，这种情况间接训练任何时间都可以进行，但直接训练要在专门设施下进行
3级：水的误咽	有水的误咽，使用误咽防止法也不能控制，改变食物的形态有一定效果，吃饭只能吃咽下的食物，但摄取的能量不充分。多数情况下需要静脉营养，全身长期的营养管理需要考虑胃造瘘，如果能采取适当的摄食咽下方法，同样可以保证水分和营养的供应，还有可能进行直接咽下训练
4级：机会误咽	用一般的方法摄食吞咽有误咽，但经过调整姿势或一口量的调整和咽下代偿后可充分防止误咽。包括咽下造影没有误咽，仅有多量的咽部残留，水和营养主要经口摄取，有时吃饭需要选择调整食物，有时需要间歇性地补给静脉营养，如果用这种方法可以保持患者的营养供给，就需要积极地进行咽下训练
5级：口腔问题	主要是吞咽口腔期的中度或重度障碍，需要改善咀嚼的形态，吃饭的时间延长，口腔内残留食物增多，摄食吞咽时需要他人的提示或监视，没有误咽。这种程度是吞咽训练的适应证
6级：轻度问题	摄食咽下有轻度问题，摄食时有必要改变食物的形态，如因咀嚼不充分需要吃软食，但是口腔残留的很少，不误咽
7级：正常范围	摄食咽下没有困难，没有康复医学治疗的必要

2.洼田饮水试验

见表3-2，患者端坐，喝下30ml温开水，观察所需时间和呛咳情况。

表3-2 洼田饮水试验

1级（优）	能顺利地1次将水咽下
2级（良）	分2次以上，能不呛咳地咽下
3级（中）	能1次咽下，但有呛咳
4级（可）	分2次以上咽下，但有呛咳
5级（差）	频繁呛咳，不能全部咽下

正常：1级，5秒之内；可疑：1级，5秒以上或2级；异常：3~5级。日本学者洼田俊夫提出的，分级明确清楚，操作简单，利于选择有治疗适应证的患者。但是该检查根据患者主观感觉，与临床和实验室检查结果不一致的很多，并要求患者意识清楚并能按照指令完成试验。

3.洼田吞咽能力评定法

见表3-3。

表3-3 洼田吞咽能力评定法

1级	任何条件下均有吞咽困难和不能吞咽
2级	3个条件均具备则误吸减少
3级	具备2个条件则误吸减少
4级	如选择适当食物，则基本上无误吸
5级	如注意进食方法和时间，基本上无误吸
6级	吞咽正常

该表提出3种能减少误吸的条件，根据患者需要条件的多少及种类逐步分类，分为

1~6级，级别越高吞咽障碍越轻，6级为正常。评定条件：帮助的人，食物种类，进食方法和时间。

4.脑卒中患者神经功能缺损程度评分标准中的吞咽困难亚量表

见表3-4。

表3-4 脑卒中患者神经功能缺损程度评分标准中的吞咽困难亚量表

0分	没有异常
1分	有一定困难，吃饭或喝水缓慢，喝水时停顿比通常次数多
2分	进食明显缓慢，避免一些食物或流食
3分	仅能吞咽一种特殊的饮食，如单一的或嚼碎的食物
4分	不能吞咽，必须用鼻饲管

五、治疗原则

（1）治疗导致吞咽障碍的原发神经性疾病。

（2）治疗伴发的食管病变和其他结构性病变。

（3）外科治疗。

（4）避免使用与口咽部吞咽障碍有关的药物。

（5）保证患者进食的安全性和健康维持营养的需要。如不能达到此标准，应考虑胃肠外管道喂饲或胃造瘘术。

六、护理

（一）主要护理问题

1.营养失调——低于机体需要量

与吞咽困难，进食少或未进食有关。

2.有误吸危险

与吞咽时呛咳或噎呛、喉痉挛有关。

3.有体液不足的危险

与入量少或呕吐致脱水有关。

（二）护理目标

（1）患者生命体征平稳，无失水、电解质紊乱和酸碱失衡。

（2）能保证机体所需热量、水分、电解质的摄入。

（3）无误吸及窒息发生，无吸入性肺炎发生。

（4）患者营养状况良好。

（三）护理措施

1.经口进食护理

使用吞咽功能分级标准得出的4~7级吞咽功能患者可以经口进食。注意在进食时保持环境安静，不做任何治疗或交谈，避免分散患者的注意力而引起呛咳。在每次进食完成后饮水20~50ml，以达到冲洗口腔的目的（见表3-5）。

表3-5　经口进食护理

进食时的体位	能做起的患者取坐位，颈部微前屈。头部前屈以减少食物反流和误吸，不能坐起者取半卧位
食物的形态	（1）根据吞咽障碍的程度选择食物的不同形状，如糜烂状、糊状、碎状食物以及普通食物 （2）同时要注意食物的色、香、味、温度要适宜
一口量	（1）正常成年人为不超过20ml （2）摄食训练时先以少量食物送进口腔深处，用汤勺将食物送至舌根处，以利于患者吞咽 （3）口腔内无残留食物后再送入食物

2.鼻饲

使用吞咽功能分级标准得出的1～3级吞咽功能患者，为了维持此类患者的基本营养需要，必须要采取鼻饲方法。发病后48小时内安置胃管。

（1）胃管常规护理。

（2）喂养模式（表3-6）。

表3-6　喂养模式

给药样喂养	每日分数次，定时用注射器推注200～250ml。由少量（100ml）开始
间歇喂养	在1小时左右的时间将一瓶（500ml）营养液给患者输注，每天4次，可按通常的用餐时间进行
持续喂养	匀速滴注。开始时滴注速度较慢，40～60ml/h，6小时后，检查患者的耐受性。如患者无不适，可每12～24小时增加250ml，最大速度为100～125ml/h

3.康复护理

包括间接方法，直接方法，补偿性策略。

（1）间接方法：

吞咽肌训练：面颊、唇等吞咽肌的功能训练；舌肌训练；咽收缩练习；喉内收训练（声带闭合训练）、屏气-发声训练；喉上抬训练、Mendelsohn方法、声门上吞咽。经皮电刺激（ES）；生物反馈方法。

喉上提训练：可改善喉入口闭合能力，扩大咽部空间，增加食管上括约肌开放的被动牵引力。患者头前伸，使颏下肌伸展2～3秒，然后在颏下施加阻力，嘱患者低头，抬高舌背，即舌向上吸抵硬腭或做辅音g、k、ch的发音训练或嘱患者发"哦—啊""咿—哦"的音，通过音调变化使喉部主动运动；或患者取坐位，治疗人员通过拇指和食指适当用力，引导患者的喉头向上前方的运动，完成后嘱患者做咽下动作。

（2）直接方法（表3-7）。

表3-7　直接方法

进食体位	躯干与地面成45°或以上 30°半坐位 健侧卧位
进食器具	勺子、吸管、杯子
食物形态	先易后难 容易吞咽的食物特征（密度均一、有适当黏性、不易松散、通过咽及食管时容易变形、不在黏膜上残留、果冻、布丁、蛋羹、豆腐和罐头桃） 稠的食物较为安全

续表

帮助饮食	食物应从鼻中线上提供，以便患者能嗅、看到匙入口后，坚定地在舌前三分之一向下后压，并倾出食物，然后迅速撤出 立即闭合其唇和下颌，使头轻屈，以利吞咽 原则上食团入口位置应利于舌的感觉与传送 只要有可能就让患者自己进食
吞咽策略	门德尔松法 声门上吞咽 诱发吞咽反射的手法： （1）用手指沿甲状软骨到下颌处上下摩擦皮肤，通过吞咽肌群的感觉，诱发吞咽反射 （2）冷刺激 （3）用勺子挤压舌体 （4）吸气闭口－吐气发音（爆破状） （5）增加食物黏度 （6）酸性食物

（3）补偿性策略（表3-8）。

表3-8 补偿性策略

空吞咽	（1）每次吞咽之后反复做几次空吞咽 （2）防止食物在咽部聚集发生误吸
交互吞咽	每次进食吞咽后饮少量的水，既有利于刺激诱发咽反射，又能除去咽部残留食物
点头样吞咽	（1）会厌谷是容易存留食物的部位 （2）颈部先后屈，会厌谷变得狭小，残留食物可被挤出 （3）继之颈部尽量前屈，形似点头，同时坐空吞咽动作，就可以除去残留食物

4.心理护理

结合不同程度其他神经系统症状，患者易产生紧张、焦虑等不良情绪，让患者知道经过治疗及康复训练后，各种障碍会得到最大限度的改善，增强患者的信心，取得其合作。吞咽障碍者的治疗及康复是综合性的，需要患者、家属、护士、医生、治疗师、营养师的多方配合和共同努力才能取得满意效果。

第四节 神经系统疾病营养风险筛查与营养支持

一、概述

意识障碍、认知障碍、延髓性麻痹、呕吐、胃肠功能障碍、神经源性呼吸衰竭等是神经系统疾病常见症状，而这些症状均可增加营养风险或发生营养不足，对疾病的治疗与预后、住院时间、医疗费用等都有不良影响。因此，对神经系统疾病患者做好营养支持显得尤为重要。

二、营养风险

营养风险是指现存的或潜在的营养和代谢状况影响疾病或手术后临床结局的风险，也可理解为现存的或潜在的营养因素导致患者出现不良临床结局的风险。2008年通过对我国15098名住院患者营养状况调查显示，神经科有高达36.6%的患者存在营养风险。

三、卒中营养风险因素

（一）病前因素

卒中发病前就存在营养不良的人群。如牙齿脱落、胃肠功能减退等，卒中使营养状况进一步恶化。

（二）神经内分泌因素

稳定的神经内分泌功能在保持正常的机体营养代谢中起关键作用。卒中后下丘脑、垂体、脑干以及皮质功能均可能受到不同程度影响，直接影响体温调节、激素分泌、食欲、消化吸收、能量消耗及水、电解质平衡，导致营养风险产生。

（三）意识障碍和颅内压增高

意识障碍使患者不能主动进食；颅内高压引起的频繁呕吐，妨碍患者的消化吸收，同时还伴有体液丧失。

（四）吞咽障碍

30%~65%的急性卒中患者可查出吞咽困难，吞咽障碍患者导致营养成分摄入减少，甚至可引发吸入性肺炎。

（五）神经功能缺损

卒中所致的瘫痪、感觉异常、视野受损及共济失调都不同程度地影响患者进食。表现为体位不稳、操作困难、张口或闭口、咀嚼、吞咽等步骤有障碍，进食太慢或需他人协助，影响患者进食的主动性和营养物的摄取。

（六）应激状态

卒中后高度应激状态使机体呈高分解代谢，蛋白质急剧消耗，造成负氮平衡。此外，应激使胃肠道黏膜和屏障破坏，影响营养物质的消化与吸收。

（七）心理因素

患者因卒中意外的打击，工作和社会生活能力下降或丧失而导致抑郁或焦虑，会极大影响患者的食欲，使进食减少。

（八）并发疾病

感染是卒中的常见并发症。感染后消耗增加，进一步加重营养状况恶化。心、肝、肾功能的受损也从不同角度影响了卒中后的营养状况。

四、营养风险筛查

欧洲脑外肠内营养学会认为，"营养风险筛查是一个快速而简单的过程，通过营养筛查，如果发现患者存在营养风险，即可制订营养计划。如果患者存在营养风险但不能实施营养计划和不能确定患者是否存在营养风险时，需进一步进行营养评估。"常用的筛查工具如下：

（一）主观全面评定法

是ESPEN推荐的临床营养状况评估工具，通过病史与身体评估参数主观评估患者营养风险。SGA能很好预测并发症，但是更多反映的是疾病状况，而非营养状况，并且更适合于接受过专门训练的专业人员使用，作为大医院常规营养筛查工具则不实用。

（二）微型营养评定

用于老年患者营养风险评估。MNA快速、简单、易操作，一般需要10分钟即可完成。

（三）营养不良通用筛查工具

主要用于蛋白质、热量营养不良及其发生风险的筛查。适用于不同医疗机构的营养风险筛查，适合不同专业人员使用。通过对BMI、体重减轻、疾病所致进食量减少3分评分得出总分，分为低风险、中等风险和高风险。

（四）营养风险筛查

NRS2002是住院患者营养风险筛查的首选工具。NRS2002所选取的用以反映营养风险的核心指标来源于128个临床随机对照研究。NRS2002采用评分的方法来对营养风险加以量度。以评分≥3分作为是否存在营养不良风险的标准。将RCT按照其患者是否达到营养不良风险的标准分类，多元回归分析发现，NRS2002评分≥3分的患者，其良性临床结局与营养支持的相关性也更高。包括4个方面内容：

（1）人体测量。

（2）近期体重变化。

（3）膳食摄入情况。

（4）疾病严重程度。

NRS2002有很好的临床适用性，但当患者因各种原因得不到体重值或意识不清无法回答问题时，该工具的使用将受到限制。

综上所述，营养风险筛查方法虽多，但各种方法均有其特点和不足之处，在进行临床营养风险筛查时，应根据所需筛查对象的特点和筛查人员情况选择适当的筛查方法。

五、营养评价

（一）营养评价

通过对患者进行营养评价确定患者营养状态，并根据评价结果制订营养支持计划。

1.临床观察

牙齿状况、双眼或颊部凹陷、头发状况、精神状态等。

2.人体测量

体重、体重指数（BMI）、皮脂厚度、上臂中间周径。

3.功能测定

握力、肌电刺激检查、呼吸功能测定、免疫功能测定。

4.实验室检查

内脏蛋白测定、氮平衡测定。

（二）能量需求

1.总能量需求（TER）（表3-9）

表3-9　总能量需求

TER＝基础代谢率（BMR）×损伤因素×活动因素	
预计BMR的方程式	男66.7＋13.75×体重（kg）＋身高（cm）－6.76×年龄（岁） 女65.51＋9.56×体重（kg）＋身高（cm）－4.68×年龄（岁）
损伤因素	（1）外科手术 1.0～1.2 （2）感染 1.1～1.5 （3）外伤 1.1～1.5 （4）烧伤 1.2～1.7
活动因素	（1）不运动 1.1 （2）常坐 1.15～1.2 （3）运动 1.25

有关应激系数：

（1）中、大手术增加10%～30%。

（2）重感染及脓毒血症增加10%～30%。

（3）复合伤增加30%～50%。

（4）大面积烧伤增加50%～100%。

2.蛋白质需要

机体对蛋白质的需要包括所有生理丢失、用于提高机体的反应功能能力、新生组织原料物质的供给。正常成人每日蛋白质需要量大概为0.75×体重（kg）。

3.脂肪需要

脂肪的供给应占人体总需要热量的30%～35%，并且其中1/3应由多不饱和脂肪酸提供。

4.碳水化合物的需要

正常情况下碳水化合物的摄入量应占总能量的50%～60%。

（三）营养支持途径

1.肠内营养

神经系统疾病患者胃肠道解剖完整并具有一定功能情况下选择肠内营养：

（1）脑卒中伴吞咽困难者，发病7天内尽早开始喂养，短期（4周内）采用鼻胃管喂养，长期（4周后）采用经皮内镜下胃造口喂养。

（2）痴呆患者，早期患者加强经口营养支持，晚期鼻饲喂养，也可经皮内镜下胃造口喂养。

（3）昏迷患者，短期（4周内）采用鼻胃管喂养，长期（4周后）采用经皮内镜下胃造口喂养。

（4）其他神经系统疾病伴持续吞咽困难患者，短期（4周内）采用鼻胃管喂养，长期（4周后）采用经皮内镜下胃造口喂养。

2.肠外营养

神经系统疾病合并胃肠道器质或功能障碍患者则选择脑外营养支持。

（1）经外周静脉的肠外营养途径：

①短期肠外营养（＜2周）、营养液渗透压低于1200mmol/L者。

②中心静脉置管禁忌或不可行者。

（2）经中心静脉的肠外营养途径：肠外营养超过2周、营养液渗透压高于1200mmol/L者。

（3）经中心静脉置管皮下埋置导管输液：肠内营养在维持肠黏膜结构和功能的完整性，减少细菌移位和肠源性感染，加速门静脉系统的血液循环，促使胃肠道激素分泌等方面具有肠外营养不可替代的作用。因此，在胃肠道解剖完整并具有一定功能的情况下尽可能使用肠内营养（表3-10）。

表3-10　肠内营养喂养模式

给药样喂养	（1）每日分数次，定时用注射器推注200～250ml。由少量（100ml）开始 （2）易发生胃潴留、腹泻等并发症 （3）需要较粗管径的管道，从而引起患者不适 （4）很难给予大量营养液
间歇喂养	（1）用1小时左右的时间将一瓶（500ml）营养液给患者输注，每天4次，可按通常的用餐时间进行 （2）间歇输注允许更自由的活动 （3）发生腹泻、恶心、呕吐、胃潴留的风险大
持续喂养	（1）匀速滴注，开始时滴注速度较慢，40～60ml/h，6小时后，检查患者的耐受性。如患者无不适，可12～24小时增加250ml，最大速度为100～125ml/h （2）较低的胃潴留和肺误吸风险 （3）较少的恶心、呕吐、腹泻 （4）更容易提供大量营养液

六、肠内营养并发症及处理（表3-11）

表3-11　肠内营养并发症及处理

并发症	处理
腹泻和腹胀	（1）使用泵，泵入营养液 （2）将配方稍加温；用水稀释配方 （3）灌注速度由慢到快，每24小时更换管道；检查操作步骤（如洗手、容器消毒） （4）保证操作过程的卫生 （5）尽可能在瓶盖打开后立即使用，冰箱保存不超过24小时 （6）玻璃瓶悬挂最多8小时，灭菌瓶24小时
便秘	（1）应用含纤维配方 （2）及时补充水分 （3）适度增加运动 （4）必要时给予通便药物，低压灌肠或其他排便措施
胃潴留	（1）头部抬高，定时检查胃潴留量 （2）放置空肠管，考虑胃或空肠造口术 （3）灌注速度由低到高 （4）胃动力药，如甲氧氯普胺、红霉素等 （5）如＞150ml，停止输入2～8小时，然后在减慢速度或稀释下恢复
误吸	（1）床头抬高30°～45° （2）输入前及输入中应检查营养管位置 （3）误吸后，速将患者头转向一侧，立即清除口腔、咽喉及气管内异物，随后对症处理
恶心、呕吐	（1）速度由低到高 （2）改用无乳糖配方 （3）尽可能用整蛋白配方 （4）用低脂配方
消化道出血	（1）在用保护胃黏膜药的同时，改变喂养方式 （2）出血量＜100 ml，继续肠内喂养，但须减慢速度（30～50ml/h），并加强监测 （3）出血量＞100 ml，立即停止肠内营养液输注

第四章

神经内科其他疾病的护理

第一节 急性脊髓炎患者的护理

脊髓炎系指由于感染或变态反应所引起的脊髓疾病，亦称非特异性脊髓炎，因其病变常为横贯性损害，故又称横贯性脊髓炎。根据症状发生发展的时间定为急性（数天内）、亚急性（2～6周内）和慢性（＞6周）。

一、病因及发病机制

病因不明，包括不同的临床综合征，如感染后脊髓炎和疫苗接种后脊髓炎、脱髓鞘性脊髓炎（急性多发性硬化）、坏死性脊髓炎和副肿瘤性脊髓炎等。多数患者在出现脊髓症状前1～4周有发热、上呼吸道感染、腹泻等病毒感染症状，但其脑脊液未检出病毒抗体，脊髓和脑脊液中未分离出病毒，推测可能与病毒感染后自身免疫反应有关，并非直接感染所致，为非感染性炎症性脊髓炎。

二、临床表现

四季均可发病，但以冬末春初或秋末冬初较为常见，以青壮年和农民为多。典型病例多在症状出现前数天或1～2周有上呼吸道感染或腹泻等症状，或有疫苗接种史。脊髓症状急骤发生，常先有背部疼痛或胸部束带感，继之出现双下肢麻木无力。典型的症状早期呈迟缓性瘫痪，伴膀胱直肠括约肌障碍，以后转为痉挛性瘫痪。脊髓各段均可受累，以胸段最常见，其次为颈段。由于脊髓损害的水平、范围及严重程度的不同，其体征亦不尽相同。胸段损害（最常见）者，出现双下肢瘫痪；累及颈段者，出现四肢瘫，颈以上节段受累常出现呼吸困难；如脊髓损害由下向上发展，可从下肢开始发展到四肢瘫痪，甚至呼吸肌瘫痪，称上升性脊髓炎。

三、辅助检查

为诊断和鉴别诊断的需要，根据具体病情选择下列检查：

（一）腰穿

测压力及有无梗阻现象，脑脊液常规、生化、细胞学、TORCH、Lyme抗体、寡克隆区带、免疫球蛋白合成率、墨汁染色、结核菌检查、梅毒血清抗体、囊虫补体结合试验等。

（二）血清

TORCH、Lyme抗体、梅毒血清抗体、HIV、囊虫补体结合试验、免疫学检测等。

（三）脊髓磁共振

能早期显示脊髓病变的部位、性质和范围，是诊断急性脊髓炎可靠的检查方法。

（四）头颅磁共振

评价是否存在脊髓以外的颅内病灶。

（五）椎管造影

了解有无其他脊髓病变和排除压迫性脊髓病。

（六）视觉诱发电位和脑干诱发电位

了解视通路和脑干病变。

（七）肌电图和神经传导速度

为下运动神经元及周围神经病变提供依据。

四、治疗原则

及时使用肾上腺皮质激素、增强体质、预防并发症、积极康复锻炼是治疗本病的关键。

（一）皮质类固醇激素

急性期，可采用大剂量甲泼尼龙琥珀酸钠短程冲击疗法，500～1000mg静脉滴注，每日1次，连用3～5天，有可能控制病程进展，也可用注射用地塞米松磷酸钠10～20mg静脉滴注，每日1次，7～14天为一疗程。使用上述药物后改用醋酸泼尼松片口服，按每公斤体重1mg或成人每日剂量60mg，维持4～6周逐渐减量停药。

（二）大剂量免疫球蛋白

每日用量可按0.4g/kg计算，成人每次用量一般20g左右，静脉滴注，每日1次，连用3～5天为一疗程。

（三）维生素B族

有助于神经功能的恢复。常用维生素B_1 100mg，肌内注射；维生素B_{12} 500～1000mg，肌内注射。每天1～2次。

（四）抗生素

根据病原学检查和药敏试验结果选用抗生素，及时治疗呼吸道和泌尿系统感染，以免加重病情。

（五）其他

在急性期可选用血管扩张药，如烟酸、尼莫地平。神经营养药，如三磷酸腺苷、胞磷胆碱，疗效未确定。双下肢痉挛者服用巴氯芬5～10mg，每天2～3次。

五、护理评估

（一）健康史

发病前有无感染史（呼吸道、消化道）、疫苗接种史。

（二）症状

1.运动障碍

早期为脊髓休克期，出现肢体瘫痪、肌张力减低、腱反射消失、病理反射阴性。一般持续2～4周则进入恢复期，肌张力、腱反射逐渐增高，出现病理反射，肢体肌力的恢复常始于下肢远端，然后逐步上移。

2.感觉障碍

病变节段以下所有感觉消失，在感觉缺失平面的上缘可有感觉过敏或束带感；轻症患者感觉平面可不明显。

3.自主神经功能障碍

早期表现为尿潴留，脊髓休克期膀胱容量可达1 000ml，呈无张力性神经源性膀胱，因膀胱充盈过度，可出现充盈性尿失禁。随着脊髓功能的恢复，膀胱容量缩小，尿液充盈到300～400ml即自行排尿称为反射性神经源性膀胱，出现充溢性尿失禁。

4.其他症状

病变平面以下少汗或无汗、皮肤脱屑及水肿、指（趾）甲松脆和角化过度等。病变平面以上可有发作性出汗过度、皮肤潮红、反射性心动过缓等，称为自主神经反射异常。

（三）身体状况

生命体征及意识，尤其是呼吸、血氧及意识。

1.肢体活动障碍

受累肢体肌力分级，部位有无改变，肌力有无下降。

2.呼吸困难

有无呼吸困难及血氧下降。

3.吞咽困难

有无吞咽困难，饮水呛咳，洼田饮水试验分级，有无胃管。

4.尿便障碍

有无尿失禁、尿潴留，有无尿管。

5.感觉障碍

受累部位，轻重程度。

（四）心理状况

有无焦虑、恐惧、抑郁等情绪。疾病对生活、工作有无影响。

六、护理诊断/问题

（一）呼吸困难

与高位脊髓病变引起的呼吸肌麻痹有关。

（二）失用综合征

与神经损伤、脊髓休克引起的四肢瘫有关。

（三）有皮肤完整性受损的危险

与长期卧床、大小便失禁有关。

（四）便秘

与长期卧床、自主神经功能紊乱有关。

（五）生活自理能力缺陷

与下肢瘫痪有关。

（六）恐惧

与呼吸肌麻痹引起的呼吸困难带来的濒死感有关。

七、护理措施

（一）一般护理

1.环境与休息

保持病室安静舒适，病房内空气清新，温湿度适宜。急性期卧床休息，预防压疮。病情平稳期鼓励患者早期活动及康复治疗。

2.饮食护理

给予患者高热量、高维生素、易消化的饮食。有吞咽障碍者进食时，患者身边应有护理人员或家属，以免发生呛咳、窒息或呼吸骤停等。以半流食或软食为宜，进食要慢，对不能进食者，应给予鼻饲混合奶，要保证患者营养，增强机体的免疫力。

（二）保持呼吸道通畅

（1）密切监测患者的生命体征、血氧饱和度的变化，观察呼吸频率、深度，有无呼吸困难，询问患者有无胸闷、气短。定时翻身叩背，雾化吸入，鼓励患者自行有效咳痰，必要时吸痰。舌后坠者，使用口咽通气管，保持呼吸道顺畅。

（2）出现呼吸困难或脊髓高位损伤时，给予低流量吸氧，必要时遵医嘱进行抢救。

（3）危重患者做好急救准备。

（三）做好生活护理

（1）认真做好交接班，检查皮肤。保持床单位清洁、干燥，每2～3小时翻身一次，观察受压部位，及时更换湿衣裤，保持皮肤的完整性。

（2）进食时，采取坐位或半卧位，出现吞咽困难或呛咳时，给予鼻饲。

（3）尿失禁的患者定时给予便器，锻炼自主排尿功能。留置导尿的患者保持会阴部皮肤及尿管清洁，观察尿液的颜色、性质、量。每月在无菌操作下更换尿管，使用抗反流袋，根据患者不同情况定时、规律地夹闭、开放尿管，以维持膀胱收缩、充盈功能，锻炼膀胱功能。

（4）便秘时，鼓励患者食用富含粗纤维的饮食，保证水分的摄入，并按摩腹部，适当给予通便药物，嘱患者养成定时排便习惯。

（5）了解患者感觉障碍及自主神经功能障碍的变化，洗漱或泡脚时，注意水温。使用冰袋时防止冻伤。

（四）帮助患者恢复瘫痪肢体的功能

（1）为防止下肢深静脉血栓形成，给患者穿弹力袜。

（2）早期进行被动运动、主动运动锻炼，翻身后做好良肢位的摆放，防止瘫痪肢体发生失用综合征。

（3）配合康复师进行自理能力的训练。

（五）用药护理

（1）使用免疫球蛋白时，将其放置在室温下30分钟，以不冻手为宜。用药前询问患者有无过敏史，告知输注过程中如有不适，及时呼叫医务人员。开始滴速缓慢，15分钟后若无不良反应，可调至正常滴速，输注前后用5%葡萄糖注射液冲管。观察患者，如有药物不良反应，立即停药，遵医嘱给药，认真做好护理记录，及时上报并保留药品送检。

（2）使用皮质类固醇激素时，告诉患者长时间、大剂量使用时，会出现相应的不良临床症状，如面色潮红、情绪激动、入眠困难、心率增快等，出现不适随时告知医护人员。此外不要随意减药、停药，以免加重病情。

（六）心理护理

要做好患者心理护理，介绍有关疾病知识，鼓励患者配合医护人员的治疗，树立战胜疾病的信心，减轻恐惧、焦虑、抑郁等不良情绪，以促进疾病康复。

（七）健康指导

（1）向患者及家属讲明疾病的预后及转归，树立信心。

（2）出院后继续服用营养神经药物，配合辅助疗法，如按摩、理疗、针灸等，促进肢体功能恢复。

（3）坚持活动和锻炼，克服依赖心理，逐步做一些力所能及的事情。

（4）教会保留尿管的患者及家属有关护理知识，以尽早自行排尿。

（5）规律生活，注意休息，避免感冒。

（6）遵医嘱服药，定期门诊复查。

第二节 脊髓亚急性联合变性患者的护理

脊髓亚急性联合变性（SCD）是由于维生素B$_{12}$的摄入、吸收、结合、转运或代谢障碍导致体内含量不足而引起的中枢和周围神经系统变性的疾病。病变主要累及脊髓后索、侧索及周围神经等，临床表现为双下肢深感觉缺失、感觉性共济失调、痉挛性瘫痪及周围神经病变等，常伴有贫血的临床征象。

一、病因及发病机制

本病与维生素B$_{12}$缺乏有关。维生素B$_{12}$是DNA和RNA合成时必需的辅酶，也是维持髓鞘结构和功能所必需的一种辅酶，若缺乏则导致核蛋白的合成不足，从而影响中枢神经系统的甲基化，造成髓鞘脱失、轴突变性而致病。因维生素B$_{12}$还参与血红蛋白的合成，本病常伴有恶性贫血。正常人维生素B$_{12}$日需求量仅为1～2μg，摄入的维生素B$_{12}$必须与胃底壁细胞分泌的内因子合成稳定复合物，才可在回肠远端吸收。萎缩性胃炎、胃大部切除术及内因子分泌先天缺陷等因素导致内因子缺乏或不足；回肠切除术、局限性肠炎等影响维生素B$_{12}$吸收；血液中转运腺苷钴胺素缺乏等均可导致维生素B$_{12}$代谢障碍。由于叶酸代谢与维生素的代谢相关，叶酸缺乏也可产生相应症状及体征。

二、临床表现

（1）隐匿起病，逐渐进展。

（2）最初症状常为四肢麻木，此后逐渐出现双下肢无力、走路不稳和上肢笨拙。

（3）神经系统检查：锥体束和后索损害体征。双下肢痉挛性瘫痪，可有锥体束征，腱反射增高或减低。可出现足趾关节位置觉和音叉震动觉减退，Romberg征闭目阳性。可有手套-袜套样痛触觉减退。

（4）少数患者可出现Lhermitte征阳性，即屈曲颈部时有一阵阵针刺感沿脊背向肢体放射。

（5）某些患者合并视神经萎缩及行为和精神异常。

（6）有贫血者出现面色苍白、疲倦等症状。

三、辅助检查

（一）周围血象及骨髓涂片检查

提示巨细胞低色素性贫血，血网织红细胞数减少，维生素B$_{12}$含量减低（正常值220～940μg/ml）。注射维生素B$_{12}$1000μg/d，10日后网织红细胞数增多有助于诊断。血清维生素B$_{12}$含量正常者应做Schilling试验（口服放射性核素^{57}钴标记维生素B$_{12}$，测定其在尿、便中的排泄量），可发现维生素B$_{12}$吸收障碍。

（二）胃液分析

注射组胺后做胃液分析，可发现抗组胺性胃酸缺乏。

（三）脑脊液检查

多正常，少数可有轻度蛋白增高。

（四）脊髓磁共振

可示脊髓病变部位，呈条形、点片状病灶，T$_1$低信号，T$_2$高信号。

四、治疗原则

（1）肌注维生素B$_{12}$，每日100~1000μg，应用2周，然后改为每周100μg，应用2个月，此后给维持量每个月100μg或口服维生素B$_{12}$。应用过程中要定期复查血液和血中维生素B$_{12}$浓度，以确定治疗效果。

（2）维生素B$_{12}$缺乏的患者，叶酸的使用应在维生素B$_{12}$治疗的基础上应用。口服叶酸，每日3次，每次5~10mg。

五、护理评估

（一）健康史

患者的饮食习惯，有无胃部疾病史。

（二）症状

1.贫血

早期多有贫血、倦怠、腹泻和舌炎等病史，伴血清维生素B$_{12}$减低，常先于神经系统症状出现。

2.不完全性痉挛性瘫痪

表现为肌张力增高、腱反射亢进和病理征阳性。

3.其他症状

精神异常如易激惹、抑郁、幻觉、精神错乱、类偏执狂倾向，认知功能减退甚至痴呆。

（三）身体状况

生命体征，患者有无肢体活动障碍。

（四）心理状况

有无焦虑、恐惧、抑郁等情绪。

六、护理诊断/问题

（一）自理缺陷

与双下肢无力、发硬及手动作笨拙有关。

（二）有受伤的危险

与双下肢无力、发硬、动作笨拙、步态不稳有关。

（三）躯体移动障碍

与脊髓受损有关。

（四）感觉异常

与刺痛、麻木、烧灼与脊髓、周围神经受损有关。

（五）知识缺乏

与疾病相关知识缺乏有关。

七、护理措施

（一）一般护理

1.环境与休息

保持病室安静舒适，病房内空气清新，温湿度适宜。鼓励患者活动，但应预防跌倒、坠床等不良事件的发生。

2.饮食护理

向患者讲解平衡饮食的重要性，住院期间饮食定时定量，多食含维生素B_{12}丰富的食物，如肉类（包括肝脏）、鱼贝类、禽蛋、乳类、豆类、不去壳的小麦。

（二）用药护理

（1）每天肌内注射维生素B_{12}，口服药物嘱患者饭后服用。

（2）补充铁剂时嘱患者避开饮用牛奶、咖啡、浓茶等饮料，以防止阻碍铁的吸收。

（3）定期抽血，监测贫血情况及肝肾功能。

（三）心理护理

注重与患者建立一种相互信任的护患关系，鼓励患者表达自己的情感、想法，避免过度保护，主动给予心理干预，进行心理疏导，树立愉快的生活信心。

（四）健康指导

（1）向家属讲解烹调食物的正确方法，由于烹调加热过程可降低食物中维生素B_{12}的含量，所以烹调食物时，温度不可过高，时间不能过长，以减少维生素B_{12}的丢失，改变进食软、烂食物的不良饮食习惯。

（2）根据患者病情制订肢体被动运动和主动运动的康复计划，做些力所能及的事情。

（3）遵医嘱服药，定期复查。

第三节　病毒性脑膜炎患者的护理

病毒性脑膜炎是一组由各种病毒感染引起的脑膜急性炎症性疾病，临床以发热、头痛和脑膜刺激征为主要表现。本病大多呈良性过程。

一、病因及发病机制

多数的病毒性脑膜炎由肠道病毒引起。该病毒属于微小核糖核酸病毒科，有60多个不同亚型，包括脊髓灰质炎病毒、柯萨奇病毒A和B、埃可病毒等，其次为流行性腮腺炎、单纯疱疹病毒和腺病毒。

肠道病毒主要经粪–口途径传播，少数通过呼吸道分泌物传播；大部分病毒在下消化道发生最初的感染，肠道细胞上有与肠道病毒结合的特殊受体，病毒经肠道入血，产生病毒血症，再经脉络丛侵犯脑膜，引发脑膜炎症改变。

二、临床表现

（1）本病以夏秋季为高发季节，在热带和亚热带地区可终年发病。儿童多见，成人也可罹患。多为急性起病，出现病毒感染的全身中毒症状如发热、头痛、畏光、肌痛、恶心、呕吐、食欲减退、腹泻和全身乏力等，并可有脑膜刺激征。病程在儿童常超过1周，成人病程可持续2周或更长时间。

（2）临床表现可因患者的年龄、免疫状态和病毒种类不同而异，如幼儿可出现发热、呕吐、皮疹等症状，而脑膜刺激征轻微甚至缺如；手–足–口综合征常发生于肠道病毒71型脑膜炎，非特异性皮疹常见于埃可病毒9型脑膜炎。

三、辅助检查

脑脊液压力正常或增高，白细胞数正常或增高，可达（10～100）×10^6/L，早期可以多形核细胞为主，8～48小时后以淋巴细胞为主。蛋白质可轻度增高，糖和氯化物含量正常。

四、治疗

本病是一种自限性疾病，主要是对症治疗、支持治疗和防治并发症。对症治疗如头痛严重者可用止痛药，癫痫发作可选用卡马西平或苯妥英钠等，脑水肿在病毒性脑膜炎不常见，可适当应用甘露醇。对于疱疹病毒引起的脑膜炎，应用阿昔洛韦抗病毒治疗可明显缩短病程和缓解症状，目前针对肠道病毒感染临床上使用或试验性使用的药物有免疫球蛋白和抗微小核糖核酸病毒药物普来可那立。

五、护理评估

（一）健康史

发病前有无发热及感染史（呼吸道、消化道）。

（二）症状

发热、头痛、呕吐、食欲减退、腹泻、乏力、皮疹等。

（三）身体状况

（1）生命体征及意识，尤其是体温及意识状态。

（2）头痛：头痛部位、性质、有无逐渐加重及突然加重，脑膜刺激征是否阳性。

（3）呕吐：呕吐物性质、量、频率，是否为喷射样呕吐。

（4）其他症状：有无人格改变、共济失调、偏瘫、偏盲、皮疹。

（四）心理状况

（1）有无焦虑、恐惧等不良情绪。

（2）疾病对生活、工作有无影响。

六、护理诊断/问题

（一）体温过高

与感染的病原菌有关。

（二）意识障碍

与高热、颅内压升高引起的脑膜刺激征及脑疝形成有关。

（三）有误吸的危险

与脑部病变引起的脑膜刺激征及吞咽困难有关。

（四）有受伤的危险

与脑部皮质损伤引起的癫痫发作有关。

（五）营养失调：低于机体需要量

与高热、吞咽困难、脑膜刺激征所致的入量不足有关。

（六）生活自理能力缺陷

与昏迷有关。

（七）有皮肤完整性受损的危险

与昏迷、抽搐有关。

（八）语言沟通障碍

与脑部病变引起的失语、精神障碍有关。

（九）思维过程改变

与脑部损伤所致的智能改变、精神障碍有关。

七、护理措施

（一）高热的护理

（1）注意观察患者发热的热型及相伴的全身中毒症状的程度，根据体温高低定时监测其变化，并给予相应的护理。

（2）患者在寒战期及时给予增加衣被保暖；在高热期则给予减少衣被，增加其散热。患者的内衣以棉制品为宜，且不宜过紧，应勤洗勤换。

（3）在患者头、颈、腋窝、腹股沟等大血管走行处放置冰袋，及时给予物理降温，30分钟后测量降温后的效果。

（4）当物理降温无效、患者持续高热时，遵医嘱给予降温药物。给予药物降温后特别是有昏迷的患者，要观察其神志、瞳孔、呼吸、血压的变化。

（5）做好基础护理，使患者身体舒适；做好皮肤护理，防止降温后大量出汗带来的不适；给予患者口腔护理，以减少高热导致口腔分泌物减少引起的口唇干裂、口干、舌苔，以及呕吐、口腔残留食物引起的口臭带来的不适感及舌尖、牙龈炎等感染；给予会阴部护理，保持其清洁，防止卧床所致的泌尿系统感染；床单位清洁、干燥、无异味。

（6）患者的饮食应以清淡为宜，给予细软、易消化、高热量、高维生素、高蛋白、低脂肪饮食。鼓励患者多饮水、多吃水果和蔬菜。意识障碍不能经口进食者及时给予鼻饲，并计算患者每公斤体重所需的热量，配置合适的鼻饲饮食。

（7）保持病室安静舒适，空气清新，室温18℃～22℃，湿度50%～60%适宜。避免噪声，以免加重患者因发热引起的躁动不安、头痛及精神方面的不适感。降低室内光线亮度或给患者戴眼罩，减轻因光线刺激引起的燥热感。

（二）病情观察

（1）严密观察患者的意识状态，维持患者的最佳意识水平。严密观察病情变化，包括意识、瞳孔、血压、呼吸、体温等生命体征的变化，结合其伴随症状，正确判断、准确识别因智能障碍引起的表情呆滞、反应迟钝，或因失语造成的不能应答，或因高热引起的精神萎靡，或因颅内压增高所致脑疝引起的嗜睡、昏睡、昏迷，应及时并准确地反馈给医生，以利于患者得到恰当的救治。

（2）按时给予脱水降颅压的药物，以减轻脑水肿引起的头痛、恶心、呕吐等脑膜刺激征，防止脑疝的发生。

（3）注意补充液体，准确记录24小时出入量，防止低血容量性休克而加重脑缺氧。

（4）定时翻身、叩背、吸痰，及时清理口、鼻、呼吸道分泌物，保持呼吸道通畅，防止肺部感染。

（5）给予鼻导管吸氧或储氧面罩吸氧，保证脑组织氧的供给，降低脑组织氧代谢。

（6）避免噪声、强光刺激，减少癫痫发作，减少脑组织损伤，维护患者意识的最佳状态。

（7）癫痫发作及癫痫持续状态的护理详见癫痫患者的护理。

（三）精神症状的护理

（1）密切观察患者的行为，每天主动与患者交谈，关心其情绪，及时发现有无暴力行为和自杀倾向。

（2）减少环境刺激，避免引起患者恐惧。

（3）注意与患者沟通交流和护理操作技巧，减少不良语言和护理行为的刺激，避免患者意外事件的发生：

①在与患者接触时保持安全距离，以防有暴力行为患者的伤害。

②在与患者交流时注意表情，声音要低，语速要慢，避免使患者感到恐惧，从而增加患者对护士的信任。

③运用顺应性语言劝解患者接受治疗护理，当患者焦虑或拒绝时，除特殊情况外，可等其情绪稳定后再处理。

④每天集中进行护理操作，避免反复的操作引起患者的反感或激惹患者的情绪。

⑤当遇到患者有暴力行为的倾向时，要保持沉着、冷静的态度，切勿大叫，以免使患者受到惊吓后产生恐惧，引发攻击行为而伤害他人。

（4）当患者烦躁不安或暴力行为不可控时，及时给予适当约束，以协助患者缓和情绪，减轻或避免意外事件的发生。约束患者时应注意以下几点：

①约束患者前一定要向患者家属讲明约束的必要性，医生病程和护理记录要详细记录，必要时签知情同意书，在患者情绪稳定的情况下也应向家属讲明约束原因。

②约束带应固定在患者手不可触及的地方。约束时注意患者肢体的姿势，维持肢体功能性位置，约束带松紧度适宜，注意观察被约束肢体的肤色和活动度。

③长时间约束至少每2小时松解约束5分钟。必要时改变患者体位，协助肢体被动运动。若患者情况不允许，则每隔一段时间轮流松绑肢体。

④患者在约束期间家属或专人陪伴，定时巡视病房，并保证患者在护理人员的视线之内。

（四）用药护理

（1）遵医嘱使用抗病毒药物，静脉给药注意保持静脉通路通畅，做好药物副作用宣教，注意观察患者有无谵妄、震颤、皮疹、血尿，定期抽血，监测肝肾功能。

（2）使用甘露醇等脱水降颅压的药物，应保证输液快速滴注，并观察皮肤情况，药液有无外渗，准确记录出入量。

（3）使用镇静、抗癫痫药物，要观察药效及药物副作用，定期抽血，监测血药浓度。

（4）使用退热药物，注意及时补充水分，观察血压情况，预防休克。

（五）心理护理

（1）要做好患者心理护理，介绍有关疾病知识，鼓励患者配合医护人员的治疗，树立战胜疾病的信心，减轻恐惧、焦虑、抑郁等不良情绪，以促进疾病康复。

（2）对有精神症状的患者，给予家属帮助，做好患者生活护理，减少家属的焦虑。

（六）健康教育

（1）指导患者和家属养成良好的卫生习惯。

（2）加强体质锻炼，增强抵抗疾病的能力。

（3）注意休息，避免感冒，定期复查。

（4）指导患者服药。

第四节　神经梅毒患者的护理

梅毒是由梅毒螺旋体感染引起的慢性传染性疾病。累及全身各脏器组织。中枢神经系统（包括大脑、脑膜或脊髓）受累称为神经梅毒。梅毒的病原体是苍白密螺旋体。梅毒螺旋体体外存活能力差，普通消毒剂或热肥皂水可将其杀死，干燥或阳光下极易死亡。梅毒的传染源是人，主要通过性交传播，皮肤黏膜病损传染性强；还可通过接吻、哺乳等传播，传播途径还有母婴传播或共用注射器等引起的血源性传播。

我国人群中梅毒发病率尚不清楚，近年来发病率增高。国外资料显示早期未治疗的梅毒患者约10%最终发展为神经梅毒。根据病程可分为第一期、第二期和第三期梅毒。第一期梅毒主要表现为硬性下疳，多在感染后3周左右发生。第二期梅毒以梅毒疹为特征，病程2~3个月，如未彻底治愈可复发。在2年以上复发者呈第三期梅毒。第一期和第二期梅毒称为早期梅毒。第三期梅毒称为晚期梅毒。神经梅毒多发生在第三期梅毒阶段。

一、病因和发病机制

神经梅毒的病因为感染了苍白密螺旋体，感染途径有两种，后天感染主要传播方式是不正当的性行为，男同性恋者是神经梅毒的高发人群。先天梅毒则是通过胎盘由患病母亲传染给胎儿。约10%未经治疗的早期梅毒患者最终发展为神经梅毒。感染后脑膜炎改变可导致蛛网膜粘连，从而引起脑神经受累或循环受阻发生阻塞性脑积水。增生性动脉内膜炎可导致血管腔闭塞，脑组织的缺血、软化，神经细胞的变性、坏死和神经纤维的脱髓鞘。

二、临床表现

根据病变部位，神经梅毒分为脑脊膜血管型梅毒和脑脊髓实质型梅毒。

（一）脑脊膜血管型神经梅毒

病变主要累及脑膜、脊膜和血管内膜。脑膜受累为主时表现为无菌性脑膜炎，多为慢性起病，全身不适，间歇性头痛，头晕，记忆减退，有时可出现急性梅毒性脑膜炎，患者持续低热，头痛，畏光，颈强直，意识障碍及癫痫发作等，脑脊液通路梗阻时出现颅内压增高的表现。无临床定位体征或出现脑神经麻痹（如双侧面神经麻痹）、瘫痪、视力减退或听力丧失。多在原发感染后1年内出现。血管病变以动脉炎为常见，可导致脑梗死，出现相应的临床表现。血管性梅毒损害多发生于原发感染后5～30年。脊髓的脊膜血管梅毒比较少见，主要为梅毒性脊膜炎和急性梅毒性横贯性脊髓炎。临床上患者出现进展的肢体无力，感觉障碍（位置觉和振动觉突出）、二便障碍或急性迟缓性瘫痪。疾病后期为痉挛性瘫痪。

（二）脑脊髓实质型梅毒

系梅毒螺旋体直接侵袭神经组织所致。原发感染后15～20年起病，多伴有脑膜血管梅毒。临床上主要有两种类型：麻痹性痴呆和脊髓痨。

1.麻痹性痴呆

亦称梅毒性脑膜脑炎。发生于未经正确治疗的患者中。慢性起病，缓慢进展，患者出现神经精神症状，以精神异常症状突出，情绪不稳，人格改变，淡漠，幻觉，妄想，虚构，记忆、学习能力下降，定向力障碍，言语不清，呈进行性痴呆。神经症状可见偏瘫，眼肌麻痹，失语，意识障碍及癫痫发作等。查体见瞳孔对光反射迟钝，发展为阿-罗瞳孔。如不治疗，可在3～15年内死亡。

2.脊髓痨

脊髓后索受累。临床表现为特征的"肢体远端的闪电样疼痛"，症状剧烈，呈刺痛、放射痛、撕裂痛。患者步基宽，摇摆步态，Charcot关节，营养障碍所致无痛性足底溃疡，阳痿，二便障碍，可伴有脑神经损害，如视神经萎缩、阿-罗瞳孔、动眼神经麻痹等。某些患者出现自主神经功能紊乱。

（三）其他

临床上可见梅毒感染后无神经系统症状，仅依靠实验室检查诊断为无症状性梅毒的患者。无症状性梅毒可有脑脊液异常，头颅MRI示脑膜有增强效应。先天性神经梅毒罕见。由梅毒螺旋体经母体传播至胎儿，出现类似成人梅毒的临床表现。脊髓痨少见，其他表现还有脑积水、间质性角膜炎、牙齿畸形和听力丧失等。

三、辅助检查

（一）脑脊液检查

轻中度淋巴细胞数增加，蛋白质升高，糖含量降低或正常，IgG升高，寡克隆区带常阳性，对判断疾病活动性有一定作用。

（二）免疫学检查

梅毒血清学与脑脊液免疫学检查是重要的诊断方法。性病研究实验在血清中可以产生假阳性，但脑脊液中极少假阳性，不过敏感性较低。快速血浆抗体实验曾用于筛选检查，但脑脊液中假阳性率高。血清荧光密螺旋体抗体吸附试验阳性常提示梅毒的诊断，但仅仅是定性试验，无法了解滴度。脑脊液FTA-IgM可确定诊断。苍白密螺旋体血细胞凝集素检测也可确立诊断。

（三）影像学

头颅CT、MRI对发现病变部位有一定帮助。MRI优于CT。脑膜受累时可见脑膜增强效应。

（四）病原学检查

可在脑脊液中分离螺旋体，但受条件限制，仅在有限的实验室能进行。

四、治疗原则

（一）早期梅毒

正规治疗早期梅毒，有助于预防神经梅毒的发生。苯甲青霉素G240万单位/d，肌注，单剂治疗。治疗后患者定期回院重复检测至血清学阴性。少数患者通常在早期梅毒治疗2年后脑脊液正常时才能预防神经梅毒。治疗后仍出现梅毒应重复治疗。对青霉素过敏患者可使用四环素，每次500mg，每日4次，口服14天；强力霉素，每次100mg，每日2次，口服14天。药物副作用：过敏等。应注意治疗初期出现的雅-赫反应，在治疗早期大量梅毒螺旋体进入循环引起。突然发病，寒战，颜面潮红，呼吸困难，血压下降，通常出现在选用青霉素治疗病例。首次使用后2小时内出现，7小时达高峰，24小时后缓解。一般在首次使用抗生素治疗24小时内常规给予皮质激素预防。

（二）无症状性梅毒

水溶性青霉素治疗，1200万～2400万IU/d，持续14天。

（三）晚期梅毒

疗效尚有争论。

1.水溶性青霉素

每4小时200万～400万单位，每天1200万～2400万单位，连续用10～14天。

2.氨苄西林

每次240万单位，每周1次，连续治疗3周。

3.青霉素过敏使用四环素

每次500mg，每日4次，连续30天。

4.头孢曲松

每次1.0～2.0g，肌注或静滴，每日1次，连续14天。

（四）先天性梅毒

水溶性青霉素治疗，每日25万IU/kg，静滴，连续使用10天以上。

五、护理评估

（一）健康史

不洁性病史，性向，先天性患者母亲梅毒感染史。

（二）症状

1.无症状型神经梅毒

无症状，脑脊液呈轻度炎性反应，梅毒血清反应阳性。

2.梅毒性脑膜炎

多发生在梅毒感染未经治疗的二期，主要为青年男性，发热、头痛和颈强等症状颇似急性病毒性脑炎。

3.血管性梅毒

可见偏瘫、偏身感觉障碍、偏盲失语等，偶可有局限性癫痫、脑积水和脑神经麻痹；脊髓血管梅毒可表现为横贯性脊髓炎，运动、感觉及排尿障碍。

4.脊髓痨

下肢脊神经根支配区域短促、阵发、电击样疼痛，可有感觉异常，随病情进展，可出现深感觉障碍、感觉性共济失调。部分患者可有内脏危象，如胃及膀胱危象。

5.麻痹性痴呆

于初期感染后10～30年发病，主要以进行性痴呆合并神经损害征象为主。

（三）身体状况

1.生命体征及意识

有无发热，意识不清，瞳孔大小对光反射。

2.疼痛

有无头痛、肌肉痛。

3.肢体活动障碍

有无肢体活动障碍、偏瘫，肌力、肌张力是否正常，有无共济失调，步态是否正常。

4.视力障碍

有无视力下降、丧失，偏盲，视野改变。

5.语言障碍

有无失语，失语类型。

6.排尿障碍

有无排尿障碍，尿频。

7.吞咽障碍

有无吞咽障碍、饮水呛咳，洼田饮水试验分级。

（四）心理状况

（1）有无焦虑、恐惧、抑郁等情绪。

（2）疾病对生活、工作有无影响。

六、护理诊断/问题

（一）有误吸的危险

与病变引起的吞咽困难有关。

（二）意识障碍

与病变所致神经精神症状有关。

（三）生活自理能力缺陷

与病变所致肢体功能障碍有关。

（四）有受伤的危险

与病变所致肢体功能障碍有关。

（五）语言沟通障碍

与病变引起的失语、精神障碍有关。

（六）知识缺乏

与疾病相关知识缺乏有关。

七、护理措施

（1）环境与休息：保持病室安静舒适，病房内空气清新，温湿度适宜。患者疾病早期不限制活动，但应预防跌倒、坠床的发生。病情危重并有意识障碍的患者卧床休息，长期卧床者应预防压疮的发生。

（2）饮食护理：指导患者进高热量、易消化、高维生素的饮食。有意识障碍无法进食者应根据医嘱放置胃管，给予鼻饲饮食，保证营养供应，促进疾病康复。

（3）严密观察病情变化，生命体征是否平稳，有无突发肌力下降、偏瘫、癫痫发作，急性意识障碍，及时通知主管医生，给予对症处理。

（4）病情危重卧床期间注意协助患者更换体位，预防压疮的发生。躁动者必要时遵医嘱使用保护性约束措施。

（5）做好消毒隔离工作，预防交叉感染。有创操作注意防护，避免职业暴露。

（6）肢体活动障碍者注意做好跌倒评估，预防跌倒。

（7）尿失禁的患者定时给予便器，锻炼自主排尿功能。留置导尿的患者保持会阴部皮肤及尿管清洁，观察尿液的颜色、性质、量。每月在无菌操作下更换尿管，使用抗反流尿袋，根据患者不同情况定时规律地夹闭、开放尿管，以维持膀胱收缩、充盈功能。注意保护患者隐私。

（8）使用大剂量青霉素等抗生素，进行驱梅治疗原则为及时、足量、足疗程。应向患者做好用药宣教，包括注意事项及副作用，保证患者院外治疗足疗程。定期抽血，监测血象及肝肾功能。首次应用抗生素时，注意预防雅-赫反应。

（9）护士应加强患者的心理护理，及时了解患者的心理变化，对不同时期的心理变化给予患者不同的心理支持。同时做好疾病知识宣教，帮助患者树立战胜疾病的信心，减轻心理负担。同时也应做好患者家属的心理工作，使患者能够获得更多的心理支持。

（10）健康指导：

①做好疾病知识宣教，患者在相应治疗完成后，还须进行长期临床及血清学的观察，患者应了解定期复查复治的重要性，按照医嘱规定时间复诊。

②讲明梅毒的传染方式和对个人及社会的危害，早发现、早正规治疗的重要性。

③患者治疗期间禁止性生活，伴侣也应进行检查或治疗。

④嘱患者做好个人卫生，彻底治愈前不要到公共浴池洗澡或泳池游泳，内衣裤单独清洗，预防交叉感染。

第五节　视神经脊髓炎患者的护理

视神经脊髓炎（NMO）是免疫介导的主要累及视神经和脊髓的原发性中枢神经系统炎性脱髓鞘病。Devic（1894年）首次描述了单相病程的NMO，称为Devic病。视神经脊髓炎在中国、日本等亚洲人群的中枢神经系统脱髓鞘病中较多见，而在欧美西方人群中较少见。

一、病因及发病机制

NMO的病因及发病机制尚不清楚。长期以来关于NMO是独立的疾病实体，还是MS的亚型一直存在争议。近年研究发现CNS水通道蛋白4（AQP4）的抗体，是NMO较为特异的免疫标志物，被称为NMO-IgG。与MS不同，NMO是以体液免疫为主、细胞免疫为辅的CNS炎性脱髓鞘病。由于NMO在免疫机制、病理改变、临床和影像改变、治疗和预后等方面均与MS有差异，故大部分学者认为NMO是不同于MS的疾病实体。

二、临床表现

（1）任何年龄均可发病，平均年龄39岁，女：男比例为（5~10）：1。

（2）单侧或双侧视神经炎（ON）以及急性脊髓炎是本病主要表现，其初期可为单纯的视神经炎或脊髓炎，亦可两者同时出现，但多数先后出现，间隔时间不定。

（3）视神经炎可单眼、双眼间隔或同时发病。多起病急，进展快，视力下降可至失明，伴眶内疼痛，眼球运动或按压时明显。眼底可见视神经乳头水肿，晚期可见视神经萎缩，多遗留显著视力障碍。

（4）脊髓炎可为横贯性或播散性，症状常在几天内加重或达到高峰，表现为双下肢瘫痪、双侧感觉障碍和尿潴留，且程度较重。累及脑干时可出现眩晕、眼震、复视、顽固性呃逆和呕吐、饮水呛咳和吞咽困难。根性神经痛、痛性肌痉挛和Lhermitte征也较为常见。

（5）部分NMO患者可伴有其他自身免疫性疾病，如系统性红斑狼疮、干燥综合征、混合结缔组织病、重症肌无力、甲状腺功能亢进、桥本甲状腺炎、结节性多动脉炎等，血清亦可检出抗核抗体、抗SSA/SSB抗体、抗心磷脂抗体等。

（6）经典Devic病为单时相病程，在西方多见。80%~90%的NMO患者呈现反复发作病程，称为复发型NMO，常见于亚洲人群。

三、辅助检查

（一）脑脊液

细胞数增多显著，约1/3的单时相病程及复发型患者MNC$>50 \times 10^6$/L；复发型患者CSF蛋白增高明显，脑脊液蛋白电泳可检出寡克隆区带，但检出率较MS低。

（二）血清NMO-IgG（AQP4抗体）

NMO血清AQP4抗体多为阳性，而MS多为阴性，为鉴别NMO与MS的依据之一。

（三）MRI检查

NMO患者脊髓MRI的特征性表现为脊髓长节段炎性脱髓鞘病灶，连续长度一般≥3个椎体节段，轴位像上病灶多位于脊髓中央，累及大部分灰质和部分白质。病灶主要见于颈段、胸段，急性期病灶处脊髓肿胀，严重者可见空洞样改变，增强扫描后病灶可强化。

（四）视觉诱发电位

P100潜伏期显著延长，有的波幅降低或引不出波形。在少数无视力障碍患者中也可见P100延长。

（五）血清其他自身免疫抗体

NMO患者可出现血清ANAs阳性，包括ANA、抗dsDNA、抗着丝粒抗体（ACA）、抗SSB抗体等。

四、治疗原则

视神经脊髓炎的治疗包括急性发作期治疗、缓解期治疗和对症治疗。

（一）急性发作期治疗

首选大剂量甲泼尼龙琥珀酸钠（甲强龙）冲击疗法，能加速NMO病情缓解。从1g/d开始，静脉滴注3~4小时，共3天，剂量阶梯依次减半，甲强龙停用后改为口服泼尼松1mg/（kg·d），逐渐减量。对激素有依赖性患者，激素减量过程要慢，每周减5mg，至维持量15~20mg/d，小剂量激素维持时间应较MS长一些。对甲强龙冲击疗法反应差的患者，应用血浆置换疗法可能有一定效果。一般建议置换3~5次，每次用血浆2~3L，多数置换1~2次后见效。无血浆置换条件者，使用静脉滴注免疫球蛋白（IVIG）可能有效，用量为0.4g/（kg·d），静脉滴注，一般连续用5天为一个疗程。对合并其他自身免疫疾病的患者，可选择激素联合其他免疫抑制剂如环磷酰胺治疗。

（二）缓解期治疗

主要通过抑制免疫达到降低复发率、延缓残疾的目的，需长期治疗。一线药物方案包括硫唑嘌呤联用泼尼松或者利妥昔单抗。二线药物可选用环磷酰胺、米托蒽醌、吗替麦考酚酯（MMF）等，定期使用IVIG或间断血浆交换也可用于NMO治疗。

（三）对症治疗

1.疲劳

药物治疗常用金刚烷胺或莫达非尼，用量均为100~200mg/d，早晨服用。职业治疗、物理治疗、心理干预及睡眠调节可能有一定作用。

2.行走困难

中枢性钾通道拮抗剂达方吡啶，是一种能阻断神经纤维表面的钾离子通道的缓释制剂，2010年被美国FDA批准用来改善各种类型MS患者的行走能力。推荐剂量为10mg（一片）口服，2次/日，间隔12小时服用，24小时剂量不应超过2片。常见不良反应包括泌尿道感染、失眠、头痛、恶心、灼热感、消化不良、鼻部及喉部刺痛等。

3.膀胱功能障碍

可使用抗胆碱药物解除尿道痉挛、改善储尿功能，如索利那新、托特罗定、非索罗定、奥昔布宁，此外，行为干预亦有一定效果。尿液排空功能障碍患者，可间断导尿，3~4次/日。混合型膀胱功能障碍患者，除间断导尿外，可联合抗胆碱药物或抗痉挛药物治疗，如巴氯芬、多沙唑嗪、坦索罗辛等。

4.疼痛

对急性疼痛如Lhermitte sign，卡马西平或苯妥英钠可能有效。度洛西汀和普瑞巴林治疗。加巴喷丁和阿米替林对感觉异常如烧灼感、紧束感、瘙痒感可能有效。配穿加压长袜或手套对缓解感觉异常可能也有一定效果。

5.认知障碍

目前仍缺乏疗效肯定的治疗方法。可应用胆碱酯酶抑制剂如多奈哌齐。

6.抑郁

可应用选择性5-羟色胺再摄取抑制剂（SSRI）类药物。心理治疗也有一定效果。

7.其他症状

如男性患者勃起功能障碍可选用西地那非治疗。眩晕症状可选择美克洛嗪、昂丹司琼或东莨菪碱治疗。

五、护理评估

（一）健康史

有无感染史（消化道、呼吸道），有无其他自身免疫性疾病如系统性红斑狼疮、干燥综合征、混合结缔组织病、重症肌无力、甲状腺功能抗进、桥本甲状腺炎、结节性多动脉炎等。

（二）症状

1.视神经损害

视力下降伴眼球胀痛，在眼部活动时明显。急性起病患者受累眼几小时或几天内部分或完全视力丧失。视野改变主要表现为中心暗点及视野向心性缩小，也可出现偏盲或象限盲；以视神经炎形式发病者，眼底早期有视神经乳头水肿，晚期出现视神经萎缩。以球后视神经炎发病者早期眼底正常，晚期出现原发性视神经萎缩。

2.脊髓损害

为脊髓完全横贯性损害，症状常在几天内加重或达到高峰，表现为双下肢瘫痪、双侧感觉障碍和尿潴留，且程度较重。累及脑干时可出现眩晕、眼震、复视、顽固性呃逆和呕吐、饮水呛咳和吞咽困难。根性神经痛、痛性肌痉挛也较为常见。

（三）身体状况

1.生命体征

生命体征有无异常。

2.肢体活动障碍

受累部位肢体肌力、肌张力，有无感觉障碍。

3.吞咽困难

有无饮水呛咳，吞咽困难，洼田饮水试验分级。

4.二便障碍

有无尿失禁、尿潴留，便秘。

5.视力障碍

有无视力丧失、下降，视野缺损，偏盲，复视等。

（四）心理状况

（1）有无焦虑、恐惧、抑郁等情绪。

（2）疾病对生活、工作有无影响。

六、护理诊断/问题

（一）生活自理能力缺陷

与肢体无力有关。

（二）躯体移动障碍

与脊髓受损有关。

（三）有受伤的危险

与视神经受损有关。

（四）有皮肤完整性受损的危险

与瘫痪及大小便失禁有关。

（五）便秘

与脊髓受累有关。

（六）潜在的并发症：感染

与长期应用激素导致机体抵抗力下降有关。

（七）有泌尿系统感染的危险

与长期留置尿管及卧床有关。

（八）知识缺乏

与疾病相关知识缺乏有关。

（九）焦虑

与担心疾病预后及复发有关。

七、护理措施

（一）环境与休息

保持病室安静舒适，病房内空气清新，温湿度适宜。病情危重的患者应卧床休息。病情平稳时鼓励患者下床活动，注意预防跌倒、坠床等不良事件的发生。

（二）饮食护理

指导患者进高热量、高蛋白质、高维生素食物，少食多餐，多吃新鲜蔬菜和水果。出现吞咽困难等症状时，进食应抬高床头，速度宜慢，并观察进食情况，避免呛咳。必要时遵医嘱留置胃管，并进行吞咽康复锻炼。

（三）安全护理

（1）密切观察病情变化，视力、肌力如有下降，及时通知医生。视力下降、视野缺损的患者要注意用眼卫生，不用手揉眼，保持室内光线良好，环境简洁整齐。将呼叫器、水杯等必需品放在患者视力范围内，暖瓶等危险物品远离患者。复视患者活动时建议戴眼罩遮挡一侧眼部，以减轻头晕症状。

（2）感觉异常的患者，指导其选择宽松、棉质衣裤，以减轻束带感。洗漱时，以温水为宜，可以缓解疲劳。禁止给予患者使用热水袋，避免泡热水澡。避免因过热而导致症状波动。

（四）肠道护理

排泄异常的患者嘱其养成良好的排便习惯，定时排便。每日做腹部按摩，促进肠蠕动，排便困难时可使用开塞露等缓泻药物。平时多食含粗纤维食物，以保证大便通畅。留置尿管的患者，保持会阴部清洁、干燥。定时夹闭尿管，协助患者每日做膀胱、盆底肌肉训练，增强患者控制膀胱功能的能力。

（五）基础护理

保持床单位清洁、干燥，保证患者"六洁四无"。定时翻身、拍背、吸痰，保持呼吸道通畅，保持皮肤完好。肢体处于功能位，每日进行肢体的被动活动及伸展运动训练。能行走的患者，鼓励其进行主动锻炼。锻炼要适度。并保证患者安全，避免外伤。

（六）用药护理

使用糖皮质激素应注意观察药物的副作用及并发症，及时有效遵医嘱给予处理。注意观察生命体征、血糖变化。保护胃黏膜，避免进食坚硬、有刺激的食物。长期应用者，要注意避免感染。并向患者及家属进行药物宣教，以取得其配合。使用免疫抑制剂应向患者及家属做好药物知识宣教，使其了解药物的使用注意事项及副作用，注意观察药物副作用，预防感染，定期抽血，监测血象及肝肾功能。

（七）心理护理

要做好患者心理护理，介绍有关疾病知识，鼓励患者配合医护人员的治疗，做好长期治疗的准备，树立战胜疾病的信心，减轻恐惧、焦虑、抑郁等不良情绪，以促进疾病康复。

（八）健康指导

（1）合理安排工作、学习，生活有规律。

（2）保证充足睡眠，保持积极乐观的精神状态，增加自我照顾能力和应对疾病的信心。

（3）避免紧张和焦虑的情绪。

（4）进行康复锻炼，以保持活动能力，强度要适度。

（5）正确用药，合理饮食。

第六节　帕金森病患者的护理

帕金森病（PD）又称震颤麻痹，是发生于中老年人群的进展性神经系统变性疾病。其主要病理改变为以黑质部分为主的多巴胺能神经元的进行性丢失以及残存的神经元内路易包涵体的形成。主要临床特征为静止性震颤、肌强直、运动迟缓和姿势反射障碍。

一、病因

帕金森病的病因尽管不清，但目前的研究发现，外部环境、毒素的接触是导致黑质-纹状体多巴胺神经元死亡的重要因素，比如农药鱼藤酮等就是主要攻击黑质的一种杀虫剂，还有一些因素，如一氧化碳（CO）中毒、病毒感染以及脑血管病、甲状旁腺病变，也可造成帕金森病样的表现。

（一）环境因素

流行病学调查结果发现，帕金森病的患病率存在地区差异。所以人们怀疑可能是环境中存在一些有毒物质损伤了大脑的神经元。

（二）家族遗传性

医学家们在长期的实践中，发现帕金森病似乎有家族聚集的倾向，有帕金森病患者的家族，其亲属的发病率较正常人群高一些。

（三）遗传易感性

尽管帕金森病的发生可能与年龄老化和环境毒素有关，但是并非所有老年人或暴露于同一环境的人都会出现帕金森病。这说明可能存在易感性。

帕金森病的发生在种族和地区上有很大差别，白种人发病率最高，黄种人次之，黑种人最低。

1.发病年龄

一般在58～62岁之间，50～79岁占绝大多数，仅10%发生在40岁以前。

2.性别因素

帕金森病患者男性略多于女性，但两性之间无明显差别。

二、发病机制

帕金森病是由于脑内一种叫黑质的神经核中多巴胺神经元变性坏死导致的疾病。黑质-纹状体产生的多巴胺是参与大脑对人体姿势的维持、四肢运动时肌肉协调的重要神经递质。当变性坏死大于80%时，由于多巴胺神经介质所控制管理区域的脑功能就会发生障碍而出现一系列症状。

三、临床表现

（1）流行病学：世界各国帕金森病的患病率变动在（10～405）/10万人口之间，平均大约为103/10万人口。帕金森病的患病率随年龄增长而增加，60岁以上的老年人中大约1%患有此病。男女患病比例接近1∶1或男性略多于女娃。

（2）帕金森病的发病年龄平均约55岁，多见于60岁。最常见的首发症状是一侧上肢的静止性震颤（60%～70%），其次可表现为一侧上肢的笨拙、步行困难、动作迟缓等。部分患者也可以非特异性症状起病，如疲乏、抑郁、肩背痛等。

（3）主要症状和体征：

①震颤：典型帕金森病的震颤为静止性震颤，开始于一侧上肢，初为间断性，安静时出现或明显，随意运动时减轻或消失，在紧张时震颤加重，入睡后消失。大约几个月到数年后震颤累及对侧或下肢，也可累及舌、唇及下颌。震颤频率大约为4～6Hz，典型的为"搓丸样"，也可为摆动样，也可以表现为姿势性或运动性震颤。

②肌强直：指锥体外系病变引起的肌张力升高，可以是齿轮样，也可以是铅管样，累及四肢、躯干部以及面部、肩带肌和骨盆带肌肉受累更显著。由于这些肌肉的强直，常出现特殊的姿态，头部前倾、躯干俯屈、上肢肘关节屈曲、前臂内收、腕关节伸直（路标现象）。下肢髋关节和膝关节略弯曲。

③运动迟缓：由于随意运动的减少以及运动幅度的减少，导致启动困难和动作缓慢，加上肌张力增高，可以引起一系列运动障碍，最初表现为精细活动困难，如扣纽扣、系鞋带、使用家用工具如螺丝刀、写字等困难，以及行走时上肢摆动减少。由于面肌活动减少可出现瞬目减少、面具脸；由于口咽部肌肉运动迟缓可以出现言语缓慢、语音低沉、单调、流涎、吞咽困难、呛咳等。步态障碍是PD最突出的表现，最初表现为下肢拖曳、蹭地、上肢摆动减少，随病情进展出现步幅变小、步伐变慢，启动困难，但启动后以极小的步幅向前冲，越走越快，不能及时停步或转弯，称为"慌张步态"。随病情进展，PD患者由于起床、翻身、行走、进食等活动困难而显著影响日常生活能力，导致残疾。

④平衡障碍：指患者站立或行走时不能维持身体平衡，或在突然发生姿势改变时不能做出反应（姿势反射障碍）。检查时令患者睁眼直立，两腿分开，做好准备，检查者用双手突然向后拉患者双肩，正常人能马上恢复直立位，有平衡障碍的帕金森病患者出现明显的后倾，轻者可自行恢复，重者不扶可能摔倒或站立时不能维持平衡。一般出现在病程中后期，是帕金森病晚期患者跌倒及限制于轮椅或卧床的主要原因。

（4）其他症状及体征：在帕金森病病程的不同阶段还可出现其他一些症状和体征，包括自主神经症状（顽固性便秘、出汗异常、性功能障碍、脂溢性皮炎、直立性低血压），认知、情感和行为症状（抑郁、幻觉、妄想、谵妄、认知障碍或痴呆），睡眠障碍，体重减轻等。

四、治疗

目前对帕金森病尚缺乏病因治疗。

（一）治疗原则

1.综合治疗

对帕金森病的运动症状和非运动症状采取全面综合的治疗。治疗方法和手段包括药物治疗、手术治疗、运动疗法、心理疏导及照料护理等。药物治疗作为首选，且是整个治疗过程中的主要治疗手段，手术治疗则作为药物治疗的一种有效补充。

2.用药原则

以达到有效改善症状、提高工作能力和生活质量为目标。提倡早期诊断、早期治疗；坚持"剂量滴定"以避免产生药物的急性副作用，力求实现"尽可能以小剂量达到满意临床效果"的用药原则，避免或降低运动并发症尤其是异动症的发生率。

治疗在遵循循证医学的证据的同时，也应强调治疗的个体化，即根据患者的年龄、症状类型和严重程度、功能受损的状态、所给药物的预期效果和副作用以及患者职业、经济状况等选择药物，尽可能避免、推迟或减少药物的副作用和运动并发症。进行抗帕金森病药物治疗时，特别是使用左旋多巴时不能突然停药，以免发生撤药恶性综合征。

几乎所有的抗帕金森病药物均须从小剂量开始、缓慢增量，进行"剂量滴定"，达到用最小有效剂量维持最佳效果。当单药治疗不能维持疗效时，可考虑联合用药，但应权衡利弊，不能随意加减药物，更不能突然停用药物，当联合应用多种抗帕金森药物出现副作用（如精神症状）时，应逐步减量或停药，一般根据"先上后撤"的原则，按如下先后顺序撤药：苯海索—金刚烷胺—司来吉兰—多巴胺受体激动剂—左旋多巴。经规范化药物治疗后无效或疗效明显减退，尤其是有运动波动或异动症的患者方可考虑立体定向外科手术治疗。

（二）药物治疗

根据临床症状严重度的不同，可以将帕金森病的病程分为早期和中晚期，即将Hoehn-Yahr 1～2级定义为早期，Hoehn-Yahr 3～5级定义为中晚期。

1.早期帕金森病的治疗

一旦早期诊断，即应尽早开始治疗，分为非药物治疗（包括认识和了解疾病、补充营养、加强锻炼、坚定战胜疾病的信心，以及社会和家人对患者的理解、关心与支持）和药物治疗。一般疾病初期多给予单药治疗，但也可采用优化的小剂量多种药物（体现多靶点）的联合应用，力求达到疗效最佳、维持时间更长而运动并发症发生率最低的目标。

（1）首选药物原则：

①早发型患者，在不伴有智能减退的情况下，可有如下选择：非麦角类DR激动剂；

MAO-B抑制剂；金刚烷胺；复方左旋多巴；复方左旋多巴＋儿茶酚-氧位-甲基转移酶（COMT）抑制剂。

②晚发型或有伴智能减退的患者，一般首选复方左旋多巴治疗。随着症状的加重，疗效减退时可添加DR激动剂、MAO-B抑制剂或COMT抑制剂治疗。尽量不应用抗胆碱能药物，尤其针对老年男性患者，因其具有较多的副作用。

（2）治疗药物：

①抗胆碱能药物：有助于维持纹状体内的神经递质平衡，主要用于早期轻症患者，对震颤效果较好，但对肌强直和运动迟缓效果差。常用药物苯海索初始剂量0.5mg，可加量至1～2mg，每日2～3次。主要副作用有口干、视物模糊、便秘、排尿困难，严重者有幻觉、妄想。对＜60岁的患者，要告知长期应用本类药物可能会导致其认知功能下降，所以要定期复查认知功能，一旦发现患者的认知功能下降则应立即停用；对≥60岁的患者最好不应用抗胆碱能药。青光眼及前列腺肥大患者禁用。

②金刚烷胺：主要用于早期患者。对少动、强直症状疗效比对震颤好。一般起始剂量50mg，每日2～3次，可用至100mg，每日2～3次，一般不宜超过300mg/d。主要副作用包括嗜睡、幻觉、谵妄和焦虑等，与抗胆碱能药物合用时易出现。长期服用可有下肢网状青斑或踝部水肿等。肾功能不全、癫痫、严重胃溃疡、肝病患者慎用，哺乳期妇女禁用。

③多巴胺替代疗法：一般采用左旋多巴加脱羧酶抑制剂的复方制剂，目前常用的有左旋多巴/苄丝肼（左旋多巴200mg，苄丝肼50mg）和卡比多巴/左旋多巴控释剂（左旋多巴200mg和卡比多巴50mg）。左旋多巴/苄丝肼适用于各种类型和阶段的帕金森病患者，一般初始剂量62.5mg，每日1次，每3～5天加量一次，每次加量62.5mg，分2～3次服用，在取得较佳疗效的最低剂量水平维持，一般维持剂量不超过每日500mg（两片），每日分3～4次口服。最大剂量不宜超过每日1000mg（4片）。一般在餐前1小时或餐后1小时服用。卡比多巴/左旋多巴控释剂适用于帕金森病伴有症状波动的患者，一般每次一片，每日1～3次。左旋多巴类药物的主要短期副作用包括恶心、呕吐、腹部不适、直立性低血压、幻觉、妄想等。活动性消化道溃疡者慎用，青光眼、精神病患者禁用。长期服用左旋多巴制剂可引起症状波动和异动症等，称为左旋多巴长期治疗综合征。

④多巴胺受体激动剂：可以作为帕金森病的首选单药治疗，或用于左旋多巴治疗疗效减退或出现长期运动并发症时的添加治疗。常用药物：吡贝地尔缓释片，一般初始剂量50mg/d，治疗剂量150～250mg/d。DR激动剂的副作用与复方左旋多巴相似，不同之处是它的症状波动和异动症发生率低，而直立性低血压、脚踝水肿和精神异常（幻觉、食欲亢进、性欲亢进等）的发生率较高。

⑤单胺氧化酶-B抑制剂：主要用于帕金森病的早期单药或合并治疗，可能具有神经元保护作用。常用药物司来吉兰，一般剂量2.5～5mg，每日2次。主要副作用有口干、纳

差、直立性低血压等。胃溃疡者慎用，禁与5-羟色胺再摄取抑制剂（SSRI）合用。

⑥儿茶酚胺-氧位-甲基转移酶抑制剂：用于左旋多巴治疗疗效减退，出现运动波动的患者。主要药物恩他卡朋，每次服用左旋多巴/多巴脱羧酶抑制剂时给予本品0.2g（一片）。

2.中晚期帕金森病的治疗

中晚期帕金森病，尤其是晚期帕金森病的临床表现极其复杂，其中有疾病本身的进展，也有药物副作用或运动并发症的因素参与其中。对中晚期帕金森病患者的治疗，一方面要继续力求改善患者的运动症状，另一方面要妥善处理一些运动并发症和非运动症状。

（1）运动并发症的治疗：运动并发症（症状波动和异动症）是帕金森病中晚期常见的症状，调整药物种类、剂量及服药次数可以改善症状，手术治疗如脑深部电刺激术（DBS）亦有疗效。

（2）姿势平衡障碍的治疗：姿势平衡障碍是帕金森病患者跌倒的最常见原因，易在变换体位如转身、起身和弯腰时发生，目前缺乏有效的治疗措施，调整药物剂量或添加药物偶尔奏效。主动调整身体重心、踏步走、大步走、听口令、听音乐或拍拍子行走或跨越物体（真实的或假想的）等可能有益。必要时使用助行器甚至轮椅，做好防护。

（三）外科治疗

脑深部电刺激术（DBS）将微电极刺激装置植入帕金森病患者的手术靶点，其定位准确，具有损伤范围小、安全性高、疗效持久等优点，缺点是费用昂贵。

（四）其他

对可能合并的抑郁、精神症状、便秘等采取相应的对症治疗措施。

五、护理评估

（一）健康史

有无家族史。

（二）症状

1.静止性震颤

为首发症状，多始于一侧上肢远端，静止时出现或明显，随意运动时减轻或停止，紧张或激动时加剧，入睡后消失。

2.运动迟缓

随意运动减少，动作缓慢、笨拙。早期以手指精细动作如解或扣纽扣、系鞋带等动作缓慢，逐渐发展成全面性随意运动减少、迟钝，晚期因合并肌张力增高，导致起床、翻身均有困难。

3.肌强直

被动运动关节时阻力增高，且呈一致性，类似弯曲软铅管的感觉，故称"铅管样强直"。

4.姿势步态异常

在疾病早期，表现为走路时患侧上肢摆臂幅度减小或消失，下肢拖曳。随病情发展，步伐逐渐变小变慢，启动、转弯时步态障碍尤为明显，自坐位、卧位起立时困难。有时行走中全身僵住，不能动弹，称为"冻结"现象。有时迈步后，以极小的步伐越走越快，不能及时止步，称为前冲步态或慌张步态。

5.其他症状

抑郁、焦虑、认知障碍、幻觉、淡漠、睡眠紊乱、便秘、血压偏低、多汗、性功能障碍、排尿障碍、流涎、麻木、疼痛、痉挛、不安腿综合征、嗅觉障碍等。

（三）身体状况

1.生命体征

有无直立性低血压。

2.肢体活动障碍

肌力、肌张力是否正常，步态有无异常，有无震颤，震颤性质，有无精神行为异常，自理能力有无缺陷等。

（四）心理状况

（1）有无焦虑、恐惧、抑郁等情绪。

（2）疾病对生活、工作有无影响。

六、护理诊断/问题

（一）有受伤的危险

与震颤、关节僵硬、动作迟缓、协调功能障碍有关。

（二）有误吸的危险

与舌头、唇、颈部肌肉的震颤及吞咽困难有关。

（三）营养失调：低于机体需要量

与手、头不自主的震颤，进食量不足有关。

（四）自理能力缺陷

与神经肌肉损伤有关。

（五）自尊紊乱

与运动障碍、协调功能不良、身体形象改变有关。

（六）知识缺乏

与对病情及治疗不了解有关。

七、护理措施

（1）保持病室安静舒适，病房内空气清新，温湿度适宜。

（2）早期鼓励患者活动，了解患者自理能力，指导患者自我护理，做力所能及的事情，注意皮肤与口腔的清洁卫生，必要时给予生活帮助。

（3）给患者足够的时间去完成日常生活活动，鼓励患者对肌肉僵直肢体坚持按摩，改善肌张力。

（4）给予患者各种刺激，包括声光刺激，如看电视、听收音机等，以延缓大脑智能的减退，如能与患者进行言语交流则更好。

（5）饮食护理：帕金森病患者应该多食软食、蔬菜和水果，每天摄入足够的纤维素和水很重要，有利于防止便秘。少食多餐，忌过热和过冷食物，不吃有刺激性的调味品，避免消化道运动障碍。低蛋白饮食有利于药物吸收，最好在摄入肉类之前30~60分钟服卡左双多巴控释片（息宁）或多巴丝肼（美多芭），这样可以保证息宁或美多芭在遇到食物干扰之前已被迅速吸收。食物中的氨基酸必须穿过肠壁细胞入血，再透过血脑屏障进入脑细胞。而左旋多巴类药物入血与入脑恰好与食物氨基酸使用的是同一通道。因此，高蛋白食物会严重影响左旋多巴类的吸收。牛奶不能喝，可以用豆奶代替，并尽量选择添加了维生素D和钙的豆奶。为减少"开-关"现象，可在晚餐安排患者补充高蛋白食物；饮食成分中以7:1为佳，即7份碳水化合物比1份蛋白质。

（6）预防感染和压疮的发生：帕金森病患者到晚期时，由于肢体不能活动而不能自我照顾，被迫坐轮椅或长期卧床，生活完全不能自理，引起咳痰不畅、排尿障碍等，容易造成肺炎和泌尿系统感染。皮肤长期受压，致局部血液循环不畅，易发生压疮，如有营养不良则更易发生。因此，要注意个人清洁卫生，协助洗头、沐浴、更换衣服。定期给患者翻身、拍背。拍背时要从后背下部向上拍，以帮助痰的排出，以减少患肺炎的机会。对已出现皮肤发红的局部要尽量避免再受压，给予贴膜保护。换季时及时增减衣服，避免着凉。

（7）心理护理：很多患者在患病后会出现情绪不稳、焦虑、恐惧或自暴自弃，这些都是由于对疾病缺乏认识所致。患者心理状况的好坏会影响治疗效果，护士向患者和家属耐心讲解疾病的相关知识，增强患者战胜疾病的信心，患者也应树立乐观主义的精神和积极的生活态度，做好长期治疗的准备。

（8）呛咳和吞咽困难护理：帕金森病患者，不管是早期还是晚期，均有可能出现吞咽困难，在以动作缓慢为主要表现的帕金森病患者中最易发生。由于咽部肌肉运动功能障碍导致出现咳嗽、流涎、进食速度减慢、食物在口腔和喉部堆积，进食过快时会引起噎塞、呛咳。有的患者进食需花费1~2小时，严重时甚至唾液也易进入气管而出现呛咳。患者若出现呛咳应争取较早经鼻饲管进食，既可以防止吸入性肺炎，还可以通过鼻饲加强患者的营养，改善水、电解质平衡状态。但在早期患者和家属常常不愿意接受鼻饲，此时需要注意以下几点：

①经常有意识地吞咽唾液，先将唾液放在咽喉部再吞咽。抬高头部可能会有助于唾液的吞咽。在说话前，先有意识地咽下唾液，减少流涎。

②进食时注意吞咽的每一步骤，每一口食物量宜小不宜大，将食物充分咀嚼，在进食下一口之前先将口中的食物完全咽下。另外，还可采用声门上吞咽法来保护呼吸道，即屏住呼吸，将下颌贴近胸部，吞咽、咳嗽、再吞咽。

③即使已进行鼻饲，也不能完全避免误吸，特别是唾液流入气管。所以，护理很重要，要定期进行口腔护理，清除口腔分泌物等。

（9）健康指导：

①鼓励患者进行适当户外活动，以增强体质，包括打太极拳、做操、慢跑和练气功等运动对延缓疾病进展大有益处。活动时移开环境中的障碍物，加强对患者的保护，以防外伤。

②若患者不能行走，如有条件应尽量让患者坐轮椅到户外，呼吸新鲜空气，接触阳光晒太阳。患者的房间也要通风，以保持房间里空气的清新，减少感染的发生。

③向患者进行药物知识宣教，嘱患者遵医嘱按时、按量、坚持服用药物，不能私自停药、减药、加药，并遵医嘱定期查肝肾功能。

④合理饮食，控制脂肪的摄取，少食多餐。

第七节　肝豆核变性患者的护理

肝豆状核变性（HLD）又称威尔逊病（WD），于1912年由Samuel A.K.Wilson首先描述，是一种遗传性铜代谢障碍所致的肝硬化和以基底核为主的脑部变性疾病。临床特征为进行性加重的锥体外系症状、精神症状、肝硬化、肾功能损害及角膜色素环（K-F环）。本病的患病率各国报道不一，一般在（0.5～3）/10万，欧美国家罕见，但在意大利南部和西西里岛、罗马尼亚某些地区、日本的某些小岛、东欧犹太人及我国的患病率较高。

一、病因及发病机制

本病的病因和发病机制十分复杂，先后提出了六种发病学说，即胃肠道对铜的吸收增多、铜蓝蛋白异常、异常蛋白质的存在、胆道排铜障碍、溶酶体缺陷、控制基因突变，这些均未能满意解释而逐渐被否定。1985年WD基因被精确定位于13q14.3，1993年WD基因被克隆。WD是基因突变导致的遗传性疾病，其基因突变的数目众多，已达295种，而且突变的类型相当复杂，纯合突变较少而复合杂合突变（携带两个不同突变）多见。目前证实ATP7B基因突变是本病的主要原因，ATP7B基因主要在肝脏表达，表达产物P型铜转运ATP酶（ATP7B酶）位于肝细胞Golgi体，负责肝细胞内的铜转运。由于其功能部分或全部丧失，不能将多余的铜离子从细胞内转运出去，使过量铜离子在肝、脑、肾、角膜等组织沉积而致病。然而ATP7B酶如何改变导致发病至今仍未阐明。此外尚有数十种蛋白如"伴侣蛋白"与WD的发病相关，它们对WD的发病究竟起什么作用，目前尚不清楚。

二、临床表现

（1）患病率大约为（0.5～3）/10万人口，发病率大约为0.2/10万人口。

（2）多于10～25岁发病，男性略多于女性，儿童多以肝病首发，而成人多以神经精神症状首发。

（3）肝脏症状：大约80%的患者有肝脏表现，初为非特异性症状如倦怠、无力、纳差等，逐渐可出现肝区疼痛、肝肿大、黄疸以及肝硬化的表现。也可仅有肝、脾肿大或肝功能异常而无临床症状。

（4）神经精神症状：神经系统症状的发生率高达93%～97%。最突出的表现为锥体外系症状，既可表现为震颤、肌强直、运动迟缓等帕金森症候群，也可表现为口面部不自主运动、鬼脸、舞蹈、手足徐动等多动症候群。除锥体外系症状外，还可出现广泛神经系统受累的症状体征，如小脑共济失调、小脑性语言（小脑损害）、病理反射、假性球麻痹（锥体束损害）、进行性智能衰退、情感障碍、精神症状、动作行为人格异常、癫痫发作（皮层损害）等。

（5）眼部症状：角膜K-F环是肝豆状核变性最特征性的眼部征象，其余眼部症状还可有白内障、斜视、瞳孔反应迟钝等。

（6）其他

①肾小管功能异常：肾性糖尿、氨基酸尿、磷酸盐尿、高尿酸、高尿钙等。

②血液系统表现：急性血管内溶血、皮下或黏膜出血、溶血性贫血（10%～15%为首发症状）等。

③肌肉骨骼系统病变：肌无力、萎缩、骨质疏松。

④其他：可有皮肤色素沉着、心律不齐、糖耐量异常、甲减等多系统损害。

三、辅助检查

（1）实验室指标：可有血清铜氧化酶吸光度下降（正常值为＞0.12），血清铜蓝蛋白、血清铜含量显著减低，尿酮升高。

（2）电生理：心电图、脑电图、诱发电位均可有不同程度的异常，但没有特异性。

（3）影像学：头颅CT可有皮层及皮层下萎缩，基底核低密度灶，头颅MRI可见基底核及丘脑、小脑齿状核等部位呈现T_1低信号，T_2亦为低信号的特异改变。

（4）腹部B超：可发现肝（脾）大、肝硬化等肝部病变表现。

（5）裂隙灯检查K-F环为宽约1.3mm，黄棕色或黄绿色。

四、治疗原则

治疗原则：早期治疗；长期治疗；药物治疗；对症治疗；减少食物中的铜摄取。对临床前患者可单独采用锌剂治疗，无效可换用青霉胺，只有肝损害而无神经系统损害者可用锌剂合并青霉胺，有神经系统症状者青霉胺为首选治疗。

（一）驱铜治疗

主要使用络合剂。常用药物青霉胺是一种强效的金属络合剂，可螯合体内的铜并从尿中排除。成人开始剂量250mg/d，逐渐增量，至轻症1000mg/d，分2~4次口服；重症2000~2500mg/d，分4次服；小儿剂量20~30mg/（kg·d），分2~4次服。维持量成人1000mg/d左右，小儿600~800mg/d。一般饭前半小时和睡前服药，首次服药前应行青霉素皮试，阴性方可用药。一般对轻症患者采用间歇疗法，如成人可服2周停2周，儿童可服1周停1周；重症或晚期患者采用持续疗法，持续服药6个月到1年，然后改维持量。青霉胺的不良反应包括恶心、呕吐、纳差、皮疹、发热、淋巴结肿大、关节病、骨髓抑制和自身免疫反应等。其他络合剂还包括二巯基丙醇、二巯基丁二酸钠、二巯丙磺酸和依地酸钙钠等。

（二）肠道组织

对铜的重吸收和促进肠道排铜一般采用锌剂，如硫酸锌，成人硫酸锌剂量一般125~600mg/d，分3次服，服药后1小时内禁食，以避免食物干扰锌吸收，并应尽量避免进食影响锌吸收的食物，如粗纤维或含多种植物酸的食物。锌剂的主要不良反应为消化道症状。

（三）饮食疗法

（1）避免进食含铜量高的食物，如多种豆类、坚果类，某些蔬菜（菠菜、前子、葱）、南瓜、芋头、山药、薯类，软体动物、贝类、螺类、虾蟹类、腊肉、动物的肝和血，巧克力、可可、咖啡、蜜糖，中药中的龙骨、牡蛎、蜈蚣、全蝎等。牛肉和各种干果含铜量也较高。

（2）适宜进食含铜低的食物：精白米、精面，鸡蛋、鱼肉、猪肉、瘦鸡鸭，小白菜、藕、芹菜，橘子、苹果、桃，牛奶等。

（3）高氨基酸和高蛋白饮食有助于排铜。

（四）外科治疗

严重肝硬化患者可行脾切除术。重症肝炎可考虑肝移植。

五、护理评估

（一）健康史

有无家族史。

（二）症状

1.神经症状

主要是锥体外系症状，表现为肢体舞蹈样及手足徐动样动作，肌张力障碍，怪异表情，静止性、意向性或姿势性震颤，肌强直，运动迟缓，构音障碍、吞咽困难，屈曲姿势及慌张步态等。

2.精神症状

主要表现为情感障碍和行为异常，如淡漠、抑郁、欣快、兴奋躁动、动作幼稚或怪异、攻击行为、生活懒散等，少数患者可有各种幻觉、妄想、人格改变、自杀等。

3.肝脏症状

大多数表现为非特异性慢性肝病症状群，如疲倦、无力、食欲减退、肝区疼痛、肝大或缩小、脾大或脾功能亢进、黄疸、腹水、蜘蛛痣、食管静脉曲张破裂出血及肝性脑病等。

4.眼部异常

K-F环是本病最重要的体征，见于95%～98%患者，绝大多数双眼，个别单眼。

5.其他

皮肤色素沉着，以面部及双小腿伸侧明显。肾性糖尿、蛋白尿、氨基酸尿；肾小管性酸中毒；有肌无力、肌萎缩、骨质疏松、骨和软骨变性等。

（三）身体状况

1.肢体活动障碍

肌力、肌张力是否正常。

2.意识

有无意识障碍。

3.视力

有无视力障碍。

（四）心理状况

（1）有无焦虑、恐惧、抑郁等情绪。

（2）疾病对生活、工作有无影响。

六、护理诊断/问题

（一）有受伤的危险

与肌张力障碍有关。

（二）有误吸的危险

与吞咽困难有关。

（三）生活自理能力缺陷

与神经肌肉受损有关。

（四）自我形象紊乱

与情绪改变（强哭、强笑）有关。

（五）思维过程改变

与铜代谢障碍引起基底核为主的脑部病变有关。

七、护理措施

（1）环境与休息：保持病室安静舒适，病房内空气清新，温湿度适宜。疾病早期鼓励患者活动。

（2）饮食护理：选用低铜、高蛋白、高热量、高维生素、低脂、易消化饮食，避免进食高铜食物，如坚果类、豌豆、蚕豆、玉米，软体动物类（鱿鱼、牡蛎、乌贼）、贝壳类、螺类、虾、蟹、各种动物的肝和血、巧克力等。吞咽困难患者，应进食富含营养的半流食或软饭。

（3）观察病情变化，注意意识、肌张力有无变化。

（4）评估患者的自理能力，对共济失调的患者要加强保护，做好患者的生活护理。

（5）保持患者的清洁，及时更换脏衣服。

（6）加强安全保护，有精神症状者要有专人看护。

（7）加强对患者的药物宣教，注意口服药的副作用，如服硫化钾、硫化锌引起的缺铁性贫血，口服青霉胺出现的发热性皮疹、血白细胞减少等副作用。应定期查血常规。

（8）加强心理护理，多与患者交谈，稳定患者情绪。

（9）健康指导：

①遵医嘱长期、不间断、正规服药，定期检测尿铜和肝肾功能。

②调整饮食结构，生活有规律，坚持适当运动和锻炼。

③保持健康心态，避免焦虑、悲观等不良心理。

第八节　癫痫患者的护理

癫痫是多种原因导致的脑部神经元高度同步化异常放电所致的临床综合征，临床发作表现具有发作性、短暂性和刻板性的特点。异常放电神经元的位置不同及异常放电波及的范围差异，导致患者的发作形式不一，可表现为感觉、运动、意识、精神、行为、自主神经功能障碍或兼有之。临床上每次发作或每种发作的过程称为痫性发作，一个患者可有一种或多种形式的痫性发作。在癫痫发作中，一组具有相似症状和体征特性所组成的特定癫痫现象称为癫痫综合征。

一、病因

癫痫不是独立的疾病，而是一组疾病或综合征，引起癫痫的病因非常复杂，根据病因学不同，癫痫分为三大类：

（一）症状性癫痫

由各种明确的中枢神经系统结构损伤或功能异常所致，如：脑外伤、脑血管病、脑肿瘤、中枢神经系统感染、遗传代谢性疾病、皮质发育障碍、神经系统变性疾病、药物和毒物等。

（二）特发性癫痫

病因不明，未发现脑部有足以引起癫痫发作的结构性损伤或功能异常，可能与遗传因素密切相关，常在某一特定年龄段起病，具有特征性临床及脑电图表现。

（三）隐源性癫痫

临床表现提示为症状性癫痫，但现有的检查手段不能发现明确的病因。其约占全部癫痫的60% ~ 70%。

二、临床表现

（一）全面性发作

1.全身强直-阵挛发作

意识丧失、双侧强直后紧接着有阵挛的序列活动，是全身强直-阵挛性发作的主要临床特征。可由部分性发作演变而来，也可一起病即表现为全身强直-阵挛性发作。早期出现意识丧失、跌倒，随后的发作分为三期：强直期、阵挛期、发作后期。

2.强直性发作

表现为与全身强直-阵挛发作中强直期相似的全身骨骼肌强直性收缩，常伴有明显的自主神经症状，如面色苍白等。

3.阵挛性发作

类似全身强直-阵挛发作中阵挛期的表现。

4.失神发作

突然发生和突然停止的意识丧失是失神发作的特征。典型的失神发作表现为活动突然停止、发呆、呼之不应、手中物体落地。部分患者可机械重复原有的简单动作，每次发作持续数秒，每天可发作数十、上百次。发作后立即清醒，无明显不适，可继续先前的活动。醒后不能回忆，甚至不知刚才发了病。

5.肌阵挛发作

表现为快速、短暂、触电样肌肉收缩，可遍及全身，也可限于某个肌群，常成簇发生。

6.失张力发作

表现为肌张力突然丧失，可致患者跌倒。局限性肌张力丧失可引起患者头或肢体下垂。

（二）部分性发作

1.单纯部分性发作

除具有癫痫的共性外，发作时意识始终存在，发作后能复述发作的生动细节是单纯部分性发作的主要特征，包括：运动性发作、感觉性发作、自主神经性发作、精神症状发作。

2.复杂部分性发作

复杂部分性发作的主要特征是有意识障碍，发作时患者对外界刺激没有反应，发作后不能或部分不能复述发作的细节。临床表现分为4种类型：自动症；仅有意识障碍；先有单纯部分性发作，继之出现意识障碍；先有单纯部分性发作，后出现自动症。

3.部分性发作继发全身性发作

先出现上述部分性发作，随之出现全身性发作。

三、辅助检查

（一）脑电图（EEG）

是诊断癫痫最重要的辅助检查方法，有助于明确癫痫的诊断及分型和确定特殊综合征。

（二）神经影像学检查

包括CT和MRI，可确定脑结构异常或病变。

四、治疗原则

（1）尽快终止发作，使用静脉给药。

（2）避免大量使用影响意识的药物。

（3）遵循抢救治疗常规，有条不紊地进行操作。

（4）严密对生命体征进行监测。

（5）采取措施积极治疗原发病，预防并发症。

五、护理评估

（一）健康史

（1）有无脑损伤、脑炎、脑血管病、脑瘤、先天性脑发育畸形及脑缺氧。

（2）发作有无诱因。

（3）发作前有无征兆。

（二）症状

（1）失神发作：意识短暂中断，呼之不应，两眼瞪视不动，状如"愣神"，持续13～15秒，可伴有简单的自主动作，如擦鼻、咀嚼、吞咽等。一般不发生跌倒，事后对发作全无记忆。

（2）肌阵挛发作：表现为颜面或肢体肌肉突然的短暂跳动。

（3）强直性发作：全身肌肉强烈的强直性痉挛，使头、眼、肢体固定在特殊位置，伴颜面发绀、呼吸暂停和瞳孔散大，躯干强直可造成角弓反张，伴随短暂的意识丧失，持续30秒至1分钟。

（4）全身强直-阵挛发作：即大发作，分三期。强直期表现为意识突然丧失，全身骨骼肌持续收缩，上眼睑抬起，眼球上窜，喉部痉挛，可咬破舌尖。阵挛期患者震颤幅度增大并延及全身。惊厥后期尚有短暂的强直阵挛，牙关紧闭和尿便失禁，之后慢慢恢复。

（三）身体状况

（1）癫痫发作持续时间、生命体征、神志是否清楚。

（2）癫痫发作时有无外伤及舌咬伤。

（3）有无误吸。

（四）心理状况

（1）有无焦虑、抑郁等不良情绪反应。

（2）疾病有无对患者生活、工作产生影响。

六、护理诊断/问题

（一）有受伤的危险

与抽搐/突然意识丧失有关。

（二）有误吸的危险

与癫痫发作，唾液、气管分泌物增多有关。

（三）焦虑

与病程长，反复发作有关。

（四）知识缺乏

与缺乏癫痫的预防知识有关。

七、护理措施

（一）发作前的预防护理

（1）将患者安排在安静的房间，避免外界刺激，避免引起患者情绪激动的一切因素。

（2）应随时注意有无癫痫发作，24小时有陪护，无人陪伴不能单独沐浴或外出。

（3）注意观察患者发作时的先兆，及时采取医疗、护理措施，预防跌倒。

（4）患者床旁应备好发作时的抢救物品与药品，如压舌板、开口器、舌钳、氧气装置及抗癫痫药品等。

（5）加强心理护理，及时了解患者的心理情况，使患者保持心情愉快，避免过度兴奋。

（二）发作时的护理

（1）切忌不可离开患者，边采取措施边呼叫他人同时急救。

（2）保持呼吸道通畅，头转向一侧，及时清理呼吸道分泌物，防止呕吐物反流气管而窒息，立即给予吸氧。

（3）注意观察发作的情况，并详细记录全过程。应特别注意意识与瞳孔的变化、眼球凝视和转头方向，以及抽搐的部位、持续时间等。

（4）发作时注意保护头部和四肢，摘下眼镜、义齿，解开过紧的衣领。

（5）患者全身大发作时，护士做好自我防护，且有处理大发作操作经验，可考虑用缠有纱布的压舌板置于患者的上、下臼齿之间，以免患者咬伤舌或被患者咬伤。

（6）抽搐时勿用力按压抽搐的肢体，避免骨折和脱臼。

（7）床旁有人保护，加床档，防止坠床。

（8）对精神运动性发作的患者，注意保护，防自伤、伤人或走失。

（9）暗化病室，保持安静，避免对患者进行强烈声、光刺激。

（三）发作后的护理

（1）患者发作时常大汗淋漓、尿便失禁，发作后应及时擦干，更换、清洁内衣裤，预防感冒。

（2）抽搐停止后，呼吸如未恢复，应行人工呼吸。

（3）抽搐发作后应卧床休息。

（四）癫痫持续状态的护理

癫痫持续状态（SE）或称癫痫状态，传统定义认为癫痫持续状态指"癫痫连续发作之间意识尚未完全恢复又频繁再发，或癫痫发作持续30分钟以上未自行停止"。目前观点认为，如果患者出现全面强直-阵挛性发作持续5分钟以上即有可能发生神经元损伤，对于全面强直-阵挛发作（GTCS）的患者，若发作持续时间超过5分钟就该考虑癫痫持续状态的诊断，并须用抗癫痫药物（AEDs）紧急处理。癫痫状态是内科常见急症，若不及时治疗可因高热、循环衰竭、电解质紊乱或神经元兴奋毒性损伤导致永久性脑损害，致残率和死亡率均很高。任何类型的癫痫均可发生癫痫状态，其中全面强直-阵挛发作最常见，危害性也最大。

患者大发作连续不止，每次发作后尚未清醒又紧接着发作。此为危象，不及时处理可致死亡。严密观察患者意识及发作控制情况，如用药后效果不好，应加大剂量或更换药物。

（1）一些药物需根据患者呼吸、血压、心率变化及发作情况控制使用。

（2）持续抽搐致缺血、缺氧导致脑水肿、颅内压增高时，应用脱水药降低颅压。

（3）及时吸氧、吸痰，保持呼吸道通畅。无自主呼吸者，行气管插管，使用人工呼吸机辅助呼吸。

（4）静脉补液，保持水、电解质平衡。

（5）应用抗生素，预防和治疗肺部感染。

（6）加强口腔护理，防止口腔感染。

（7）注意皮肤护理，防止压疮发生。

（五）用药护理

（1）大发作或癫痫持续状态使用地西泮静推速度宜慢不宜快。

（2）静脉使用抗癫痫药物注意观察管路是否通畅，穿刺处皮肤有无渗液。

（3）口服使用抗癫痫药物，要向家属及患者做好药物注意事项宣教，切记遵医嘱服药，不能私自停药、加药、减药，并根据医嘱定期复查肝肾功能及血药浓度。

（4）观察药物副作用及不良反应。如静注苯妥英钠时，可致血压下降及心律失常，需密切监控；应用卡马西平的患者，20%可发生白细胞减少至4×10^9/L以下，应定期化验血象。

（5）观察药物疗效，以便医师及时更改治疗方案。

（6）观察或随访患者是否长期坚持服药。

（六）饮食护理

癫痫发作频繁者，宜进高热量、高蛋白、高维生素食物，昏迷患者给予鼻饲流质饮食，每日饮水量在1500ml左右。生活中避免暴饮暴食，避免进食刺激性食物和大量甜食。

（七）心理护理

癫痫患者因其发作为长期反复，同时经常伴有跌倒造成的外伤、舌咬伤等意外事件，对患者的生活、工作有很大的影响，往往患者会产生焦虑、恐惧、抑郁的心理，而癫痫患者发作诱因之一为情绪波动，应加强患者的心理护理，使其保持情绪稳定，树立战胜疾病的信心，缓解其焦虑，利于疾病康复。

（八）健康指导

（1）向患者传授有关癫痫的疾病知识，如癫痫发作的诱发因素（饱食、劳累、生气或兴奋等）及预防措施。

（2）保持心情愉快，避免情绪激动。

（3）给予患者安全教育，减少独自外出活动，避免危险作业。

（4）定期复查，坚持用药，遵医嘱加减药物，注意用药后的副作用。

参考文献

[1] 邸淑珍. 老年护理[M]. 北京：中国中医药出版社, 2016.

[2] 程云. 老年护理[M]. 上海：复旦大学出版社, 2016.

[3] 周立平，杨雪琴，冷育清. 老年护理[M]. 武汉：华中科技大学出版社, 2015.

[4] 万家豫，袁为群，沈珣. 老年护理[M]. 西安：第四军医大学出版社, 2015.

[5] 生加云. 老年护理[M]. 北京：人民军医出版社, 2015.

[6] 董翠红，杨术兰. 老年护理[M]. 北京：中国科学技术出版社, 2014.

[7] 杨亚娟，卢根娣. 老年护理[M]. 上海：第二军医大学出版社, 2013.

[8] 王海霞. 老年护理[M]. 上海：同济大学出版社, 2012.

[9] 陈志英. 老年护理[M]. 北京：北京出版社, 2011.

[10] 路通镇. 老年护理[M]. 北京：军事医学科学出版社, 2011.

[11] 陈忠英. 儿科疾病防治[M]. 第四军医大学出版社, 2015.

[12] 暴瑞丽，陈敏，薛贝. 儿科疾病临床诊疗技术[M]. 中国医药科技出版社, 2016.

[13] 何国玲. 现代儿科基础与临床[M]. 西安交通大学出版社, 2014.

[14] 李艳梅. 北京协和医院神经内科护理工作指南[M]. 北京：人民卫生出版社, 2016.

[15] 杨海新，郝伟伟，赵素婷. 神经内科实用护理[M]. 北京：军事医学科学出版社, 2015.

[16] 阮长耿，沈志祥，黄晓军. 血液病学高级教程[M]. 北京：人民军医出版社, 2013.

[17] 林果为. 现代临床血液病学[M]. 上海：复旦大学出版社, 2013.

[18] 张子彦主编. 遗传性血液病学[M]. 北京：科学技术文献出版社, 2012.

[19] 张之南等主编. 协和血液病学[M]. 北京：中国协和医科大学出版社, 2004.